Definición Standard:

Un <u>alimento afrodisíaco</u> es definido como un alimento que se come o huele y que crea un deseo sexual.

Nuestra Definición:

Un <u>alimento afrodisíaco sexy</u> es definido como un alimento que se come, saborea, siente y huele y que crea un deseo sexual y contiene propiedades que ayudan a perder peso.

Proverbios 15:17
Mejor es un plato de legumbres
donde hay amor, que buey
engordado y odio con él.

Si Ud. ha sido un seguidor regular de dietas de moda, ayunos regulares, dietas de un solo alimento, dietas yo-yo o pastillas para bajar de peso, puede que tenga un déficit en vitaminas y minerales. Este puede ser el motivo por el cual le resulta difícil perder peso, o mantener la pérdida de peso a largo plazo. **Come Sexy, Pierde Peso** actualmente fomenta la ingesta de alimentos que restituye dichas vitaminas y minerales a su organismo. Esta dieta única en realidad hace que los alimentos que Ud. consume trabajen por Ud. y ayude a su cuerpo a perder calorías.

Come Sexy, Pierde Peso

ISBN es 1453629890
EAN-13 es 9781453629895

Traducido y revisado por JFOX.TRANSLATIONS
Jennifer Michele Fox Rudvall
Miriam Wachtel

A mi familia y amigos.

Los amo.

¡Las únicas limitaciones que tienes, son las que colocas sobre ti mismo!

Tabla de Contenidos

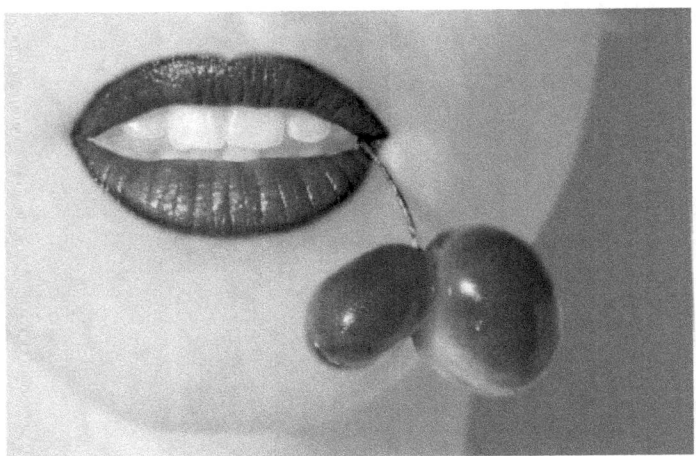

Nutrición Afrodisíaca 101

Cómo hacer que los alimentos trabajen para Ud.

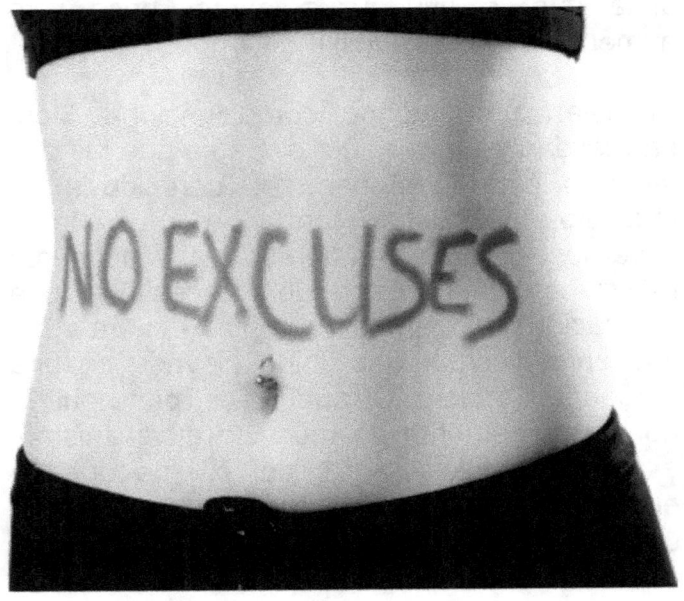

La Dieta Afrodisíaca

¿Está listo para perder peso pero está cansado de tratar con dietas que no funcionan o son aburridas? Me gustaría darle la bienvenida a un concepto completamente nuevo de dieta. ¡Como especialista en nutrición y entrenadora física, he creado una dieta que lo ayudará a perder peso y a aumentar su libido al mismo tiempo!

Se estará preguntando, cómo funciona. Bien, en realidad es muy sencillo. Sabía que las dos terceras partes del pene es parecido a un músculo en estructura, formado por los corpus cavernosos y la vagina que son principalmente músculos vaginales que necesitan una circulación sanguínea apropiada para que funcionen y crear una libido elevada en una persona? Es cierto. Y aún así, el pene puede no ser ciertamente un músculo en sí mismo, existen músculos dentro del cuerpo que se encuentran pegados al pene que necesitan una buena circulación sanguínea para ayudar a la erección del pene.

El mismo principio se aplica a todos los músculos en su organismo, como su corazón. Un corazón sano y fuerte, que también es un músculo, necesita que la sangre circule correctamente para fortalecerlo.

Ahora, nosotros hemos escuchado que las ostras son afrodisíacas, que hace que quien las come desee tener sexo. ¿Pero sabía Ud.

que aquellas mismas clases de alimentos ayudan a perder peso? ¿Pero por qué? Hasta cue este libro se escribiera, nadie había unido ambas cosas. Verá, la razón del porque los alimentos afrodisíacos excitan a la gente y hacen que sus genitales "funcionen mejor" es porque los alimentos que se consumen aumentan el flujo sanguíneo hacia los músculos genitales y como mencione antes, es la circulación sanguínea la que ayuda a que el pene y la vagina (ambos músculos) estén en su plenitud. Pero lo que es maravilloso sobre esta clase de alimentos sexys, es que no solamente hacen lo mismo para otros músculos en su organismo, pero los alimentos que son considerados afrodisíacos contienen ciertos químicos, vitaminas y minerales que también ayudan a aumentar el metabolismo en el organismo y tienen menos grasas y calorías que otros alimentos que no son afrodisíacas y que en cambio ayudan a que pierda calorías resultando en la perdida de aquellas libras no deseadas.

Este libro está dividido en tres secciones principales. Antes de que les cuente un poco más sobre esta clase de alimentos sexys, uno debe primero también aprender lo básico sobre la nutrición. Por lo tanto, la primera sección, que vamos a tratar aquí, es toda sobre nutrición y golosinas sobre las clases de alimentos, vitaminas / minerales, ideas para almacenar alimentos, etc. La segunda parte del libro es sobre los alimentos afrodisíacos actuales – lo que son, como funcionan, etc. ¡La última parte de este libro se compone de recetas sanas que yo creé combinando alimentos afrodisíacos que lo ayudarán a perder aquellas calorías no deseadas!

Ahora le advierto: Las recetas en este libro pueden tener un efecto secundario. Mientras Ud. puede bajar de peso, no se sorprenda si gana una vida sexual. Si ese es el caso, entonces por todos los medios, tenga SEXO como una forma de ejercicio porque después de todo Ud. perderá calorías mientras tiene sexo.

De hecho, aquí se plantean algunos motivos por los cuales los efectos secundarios de la dieta en cuanto a querer tener más sexo no son malos:

*El sexo ayuda a reducir el stress.
*El sexo ayuda a estimular el sistema inmune.
*El sexo estimula la longevidad.
*El sexo previene de cáncer.
*El sexo causa una apariencia más juvenil.
*El sexo ayuda a combatir la depresión.
*El sexo ayuda al insomnio.
*El sexo es un buen ejercicio.
*El sexo ayuda a perder peso.

¿Cuántas calorías quemamos mientras tenemos sexo?

Quemamos alrededor de 5 calorías por minuto cuando tenemos sexo. ¡Si tiene sexo durante 30 minutos, entonces habrá quemado de 150 a 200 calorías y a veces hasta más de 350 calorías si Ud. es realmente activo en la cama!

Esta dieta puede ayudarlo no sólo a perder peso, pero a durar más durante el sexo y en cambio perder peso más rápidamente.

(CONSULTAR SIEMPRE CON UN MÉDICO ANTES DE INICIAR CUALQUEIR DIETA, ENTRENAMIENTO FÍSICO O PROGRAMAS DE DIETAS)

Alimentos Súper Sexys

(Una mirada a los muchos alimentos súper afrodisíacos, que ayudan a sacarse las pulgadas de grasa no deseadas)

Apio	Pistacho
Chile, ají, guindilla	Chirivía
Espárrago	Zanahorias
Banana, plátano	Cilantro, culantro
Ajo	Cardamomo
Hierbas	Hinojo
Vainilla	Jengibre, kión
Ostras	Miel
Rábano	Mostaza
Anís	Orozuz, regaliz, alcazuz
Palta , aguacate	Nuez moscada
Albahaca	Piña, Ananá
Brócoli	Fresas, Frutillas
Piñones	Frambuesas
Higos	Semillas de calabaza
Ginseng	Carnes magras
Almendras	Chucrut

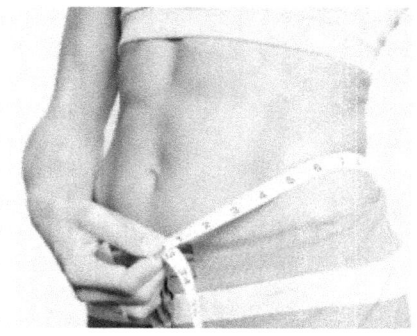

Información Nutricional

¿Por qué comemos? Comencemos con lo básico. El motivo esencial por el cual comemos es para proveer a nuestros cuerpos con combustible, prevenir enfermedades y para conservar los tejidos de nuestros cuerpos. Nuestros cuerpos son un sistema complejo casi perfecto que nos dice cuando estamos hambrientos y cuando estamos llenos. Esto se debe simplemente a nuestros niveles de azúcar en sangre. Los niveles bajos de azúcar en nuestros cuerpos indican hambre mientras que los niveles elevados nos informan que estamos llenos.

Sin embargo, de alguna manera como individuos hemos dejado de escuchar lo que nuestros cuerpos intentan decirnos. En otras palabras, estamos permitiendo que influencias externas se hagan cargo de nuestro sistema biológico. Ahora comemos por influencia de los medios, de los factores sociales (reuniones familiares) y de las influencias internas (aburrimiento, stress, depresión, enojo). Si somos conscientes de estas influencias externas entonces somos capaces de ser comilones más consientes y por lo tanto esforzarnos por un estilo de vida más sano si prestamos atención a las clases de alimentos afrodisíacos.

Come Sexy, Pierde Peso le permite ingerir alimentos que aumentan su deseo sexual como así también su metabolismo pero con moderación. De hecho, ¿sabía que la vitamina A, si se toma en exceso, puede ser tóxica? También es importante darse cuenta que reducir todas las grasas de una dieta tampoco es sano. Su cuerpo necesita de las grasas, que son una forma concentrada de energía. Las grasas nos proporcionan una piel más saludable, un equilibrio hormonal y un aislamiento. De hecho, sin grasa, algunas vitaminas no podrían deshacerse para que nuestros cuerpos las procesen. Por lo tanto, no son las grasas de nuestras dietas lo que nos hacen aumentar de peso pero la clase de grasas que uno consume la que hace aumentar de peso y desarrollar enfermedades cardiacas, cáncer y diabetes. Se enumeran a continuación tanto las grasas buenas como las malas.

GRASAS BUENAS
GRASAS MALAS
- No refinadas
- Refinadas
- Frescas
- Expuestas a oxígeno,
- No expuestas al oxígeno, luz o calor
luz o calor
(ej. aceite de oliva virgen)
(ej. aceite de oliva)

Al igual que las "grasas buenas" y las "grasas malas", escuchará que ciertos alimentos se describen como refinados y no refinados. Entonces, ¿cuál es la diferencia?

Los alimentos refinados son los que se han procesado o desintegrado para nosotros. Los alimentos no refinados, por otro lado, son aquellos que no han sido realmente tratados o tocados. Al consumir esta clase de alimentos, nuestro organismo, no máquinas, químicos o fabricantes, desintegrara el alimento. Por lo tanto, les tomará más tiempo a nuestros cuerpos en desintegrar y digerir los alimentos no refinados comparados con la digestión de los alimentos refinados. En cambio, los alimentos no refinados nos ofrecen una mayor sensación de saciedad que los alimentos que han sido refinados.

En conclusión, sepa el por qué y qué come y utilice la información de este libro para educarse mejor sobre su cuerpo y aumentar su deseo sexual.

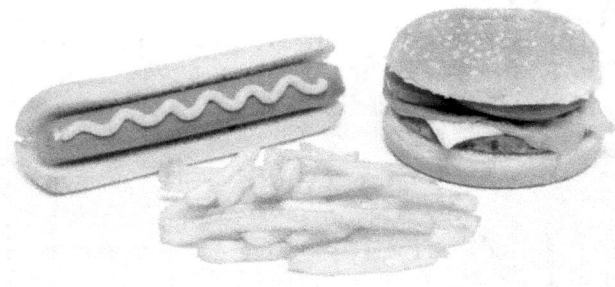

Lo que nuestros cuerpos obtienen y lo que no obtienen

GRASAS	*Alta en Calorías; Pocas Nutrientes*
LECHE	*Alta en Proteína, Vitaminas, Calcio, Afrodisíaco*
CARNES	**Alta en Proteínas; Pocos Minerales y Vitaminas, Afrodisíaco**
VEGETALES	**Poca grasa; Alta en fibra, Vitamina A y C, Folato, Hierro y Magnesio, Afrodisíaco**
FRUTA	**Alta en Vitaminas y Potasio; Baja en Grasa y Afrodisíaco**
PAN / PASTA	**Alta en carbohidratos complejos; alta en energía**

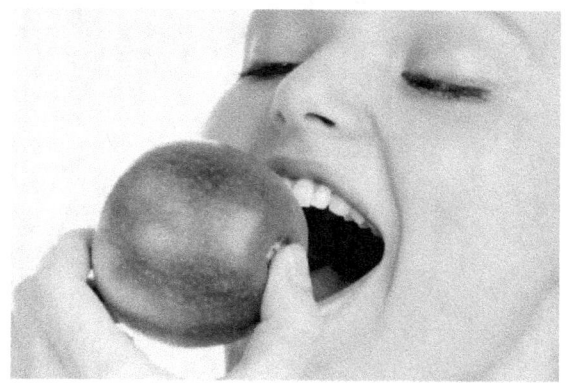

Carnes Magras Afrodisíacas

POLLO
Carne blanca y oscura
Sin piel
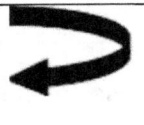

PAVO
Carne blanca y oscura
Sin piel
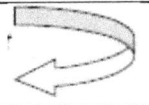

CORDERO
Chuletas
Lomo
Pierna
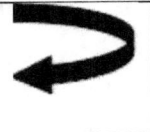

CERDO
solomillo
Jamón
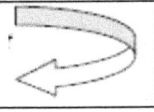

CARNE DE VACA
Lomo
Solomillo
Paletilla
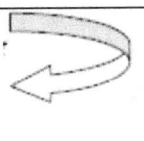

TERNERA
Todo excepto carne molida o picada
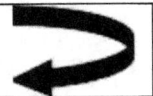

PESCADO
Casi todos
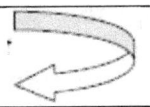

MARISOS
Casi todos pero muy altos en colesterol
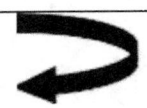

HORA PARA HABLAR SOBRE ALIMENTOS

SIN AZÚCAR = Tiene menos de .05 gramos de azúcar por porción

LIBRE DE CALORÍAS = Tiene menos de 5 calorías por porción

BAJAS CALORÍAS = Tiene menos de 40 calorías por porción

LIBRE DE COLESTEROL = Tiene menos de 2 miligramos por porción

BAJO COLESTEROL = Tiene menos de 20 miligramos por porción

LIBRE DE GRASA = Tiene menos de .5 gramos de grasa por porción

BAJO EN GRASA = Tiene menos de 3 gramos de grasa por porción

LIBRE DE SODIO = Tiene menos de 5 miligramos de sodio por porción

BAJO EN SODIO = Tiene menos de 140 miligramos de sodio por porción

Consejos para Mantener las Nutrientes en el Alimento

La cocción hace que se pierdan muchas vitaminas y minerales de los alimentos. He incluido consejos sobre maneras de cocinar o preparar alimentos afrodisíacos que permitirán la retención de la mayoría de sus nutrientes.

Cocción a Microonda – *Mantiene los nutrientes en las verduras reduciendo la cantidad de agua y el tiempo de cocción.*

Agua – *Volver a utilizar el agua que ha sido utilizado para hervir las verduras, por ejemplo, y utilizarla en una salsa o caldo.*

Carnes – *Asar a la parrilla o grill, barbacoa o asar para retener mejor los minerales y las vitaminas en las carnes.*

Verduras – *Al cocinar verduras, cocinarlas como un todo y cocinar a vapor hasta que estén crujientes.*

Pastas – *Al colar la pasta cocida, no lavar.*

Verduras congeladas – *No descongelar, lavar o agregar bicarbonato de sodio al agua. Estas técnicas de cocción, tales como descongelamiento y lavado, incrementará la pérdida de nutrientes.*

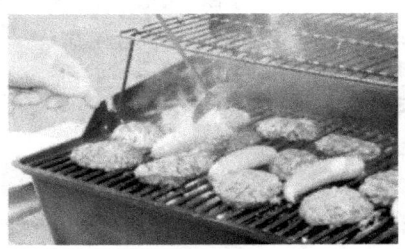

Desglose Calórico

Alimentos	Medidas	Calorías
Lácteos		
Manteca, mantequilla	1 cuchara grande	100
Queso	1 Onza	105
Huevo	1 Huevo	76
Yogurt	½ Taza	70
Leche sin grasa	1 Taza	45
Pan		
Integral	1 Rebanada	80
Torrija, tostada francesa	1 Rebanada	135
Waffle	1 Rebanada	216
Macarrones con Queso	1 Taza	475
Frutas		
Manzana	1 Mediana	70
Banana/ plátano	1 Mediana	85
Uvas	1 Taza	65
Naranja	1 Mediana	70

Durazno o melocotón	1 Mediano	35
Carnes		
Hamburguesa magra	3 Onzas	175
Pollo	3 Onzas	150
Chuleta de cordero	3 Onzas	300
Jamón Cocido	1 Lonja	100
Chuleta de cerdo	3 Onzas	340
Postres		
Helado	½ Taza	175
Tarta de queso	2´´ Porción	200
Pastel de manzana	1 Pieza	331
Bizcocho o magdalena	1 Bizcocho	145
SEXO	**30 minutos**	**250**

Ingesta Diaria de Referencia

La Ingesta Diaria de Referencia determina el valor diario que uno debería tomar de vitaminas y minerales, basada en la Cantidad Diaria Recomendada en los Estados Unidos.
Consulte con su médico antes de toma cualquier suplemento de vitamina y/o minerales.

NUTRIENTE	CANTIDAD
Vitamina A	1000 µg
Vitamina C	60 mg
Riboflavina	1,7 mg
Calcio	1000 mg
Hierro	18 mg
Vitamina D	10 µg
Vitamina E	10 mg
Vitamina B6	2,0 mg
Vitamina B12	6 µg
Ácido fólico	400 µg
Magnesio	400 mg
Zinc	15 mg

* Tener en cuenta que algunas Vitaminas, como la Vitamina A, puede ser tóxica si se consume en grandes cantidades.

Valores Diarios de Componentes Alimentarios

El siguiente cuadro recomienda la ingesta diaria de nutrientes basada en una dieta de 2000 calorías.

Componente Alimentario	Valor de referencia
Grasa total	Menos de 65 gm / Diario
Colesterol	Menos de 300 mg / Diario
Carbohidratos	300 g / Diario
Sodio	Menos de 2400 mg / Diario
Proteína	50 gm / Diario

Vitaminas y Minerales en los Alimentos Afrodisíacos

Los siguientes cuadros muestras vitaminas específicas y minerales que se encuentran en los alimentos afrodisíacos

VITAMINAS	FUENTE ALIMENTARIA
Vitamina C	Brócoli, espinaca, naranja, fresas o frutillas, melón, uva, kiwi
Vitamina A	Tomate, pimientos rojos y verdes, espinaca, hígado, yema de huevo, zanahorias, batatas o , brócoli
Vitamina E	Almendras, maníes, boniatos, batatas o camotes, semillas de girasol
Vitamina B2	Cereal integral, leche, soja o soya, hígado
Niacina	Granos, pollo, maní, atún, carne de vaca
Biotina	Yema de huevo, hígado
Vitamina K	Hígado, vegetales de hoja verde
Vitamina B6	Carne de vaca, semillas y legumbres
Folate	Legumbres, jugo de naranja, vegetales de hoja verde
Vitamina D	Yema de huevo, hígado, salmón, atún, leche

MINERALES	FUENTE ALIMENTARIA
Sodio	Sal de mesa, alimentos procesados
Potasio	Frutas, vegetales, granos
Calcio	Productos lácteos, peces óseos, vegetales
Fósforo	Carne, lácteos, cereales, alimentos cocidos al horno
Magnesio	Nueces, semillas, granos
Hierro	Carnes rojas, vegetales de hoja verde, fruta seca
Zinc	Mariscos, leche, huevos
Cobre	Nueces, semillas, mariscos
Fluoruro	Agua fluorizada, te, pescado
Cromo	Hígado, nueces, granos

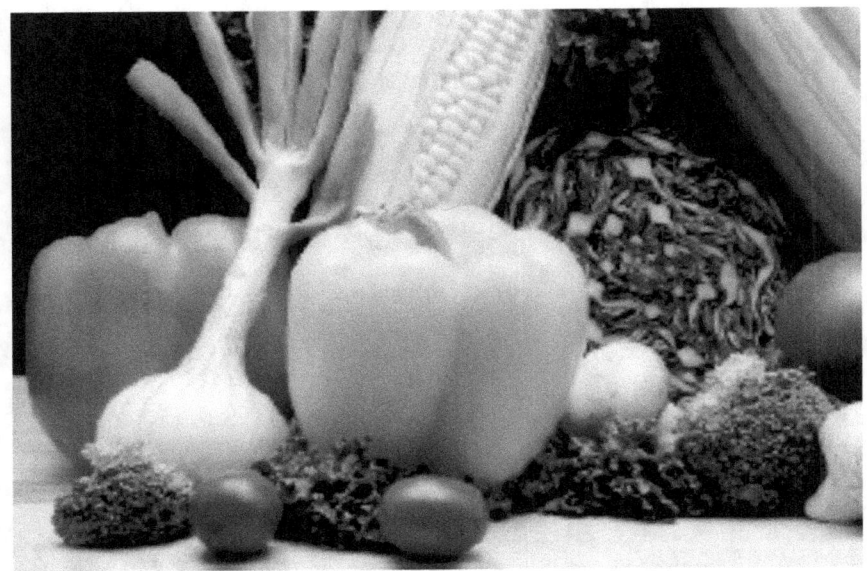

Advertencia: (El complejo B y C) soluble en agua y los complejos A, D, E y K vitaminas liposolubles, son importantes pero mucho de ellas, especialmente de las vitaminas que son liposolubles, pueden ser toxicas para vuestro cuerpo. Pequeñas dosis de vitaminas A, D, E y K son necesarias para mantener una buena salud. Aunque alimentos que contienen estas vitaminas no perderán sus nutrientes al ser cocinados, el cuerpo no requiere de estos a diario y los almacena en el hígado cuando no son utilizados. Mega dosis de vitaminas A, D, E o K pueden ser tóxicas y conducir a problemas de salud.

Más Información Sobre Las vitaminas

1. Tomar colina para metabolizar las grasas – ¡esta vitamina es importante! Si sus niveles de colina son demasiado bajos, la grasa tiende a bloquearse en el hígado. Buenas fuentes incluyen yema de huevo, germen de trigo y maní.

2. Agregar yodo a su dieta para estimular la tiroides y lograr un metabolismo más sano y rápido. La mejor fuente de yodo se encuentra en las algas marinas, las que se consiguen con facilidad.

3. Tomar inositol – esta vitamina actúa junto con colina para metabolizar la grasa. Buenas fuentes son la salsa de soja, huevos y las nueces.

4. Asegúrese de consumir suficiente Vitamina B2, B3, B5, B6 – todas estas vitaminas B mantienen su metabolismo en funcionamiento (muy importante para perder peso) y asegura una tiroides sana. Buenas fuentes incluyen salvado de trigo, huevos y avena.

5. Aumentar la dosis de Vitamina C – esto ayuda al organismo a convertir a la glucosa en energía, y deja de almacenarse en su cuerpo.

6. Las vitaminas deben ser utilizadas en combinación con una dieta adecuada y un plan de actividad física.

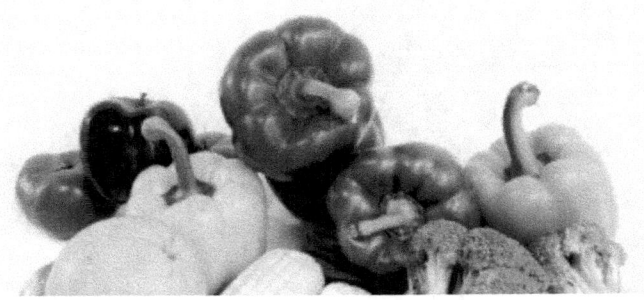

Medicamentos y Nutrición

Tanto los medicamentos con receta como los de venta libre pueden alterar su condición nutricional reduciendo los minerales y vitaminas de su cuerpo resultando en una libido inferior afectando la cantidad de calorías que pudiera estar quemando.

GRUPO DE MEDICAMENTOS	POSIBLE DEFICIENCIA NUTRICIONAL
Laxantes	Vitamina K, Retinol, Vitamina D, Caroteno
Antibióticos	Calcio, potasio, magnesio
Anti-inflamatorio	Foliato, Vitamina C, Hierro
Anti-ácidos	Foliato, Fosfato, Calcio, Cobre

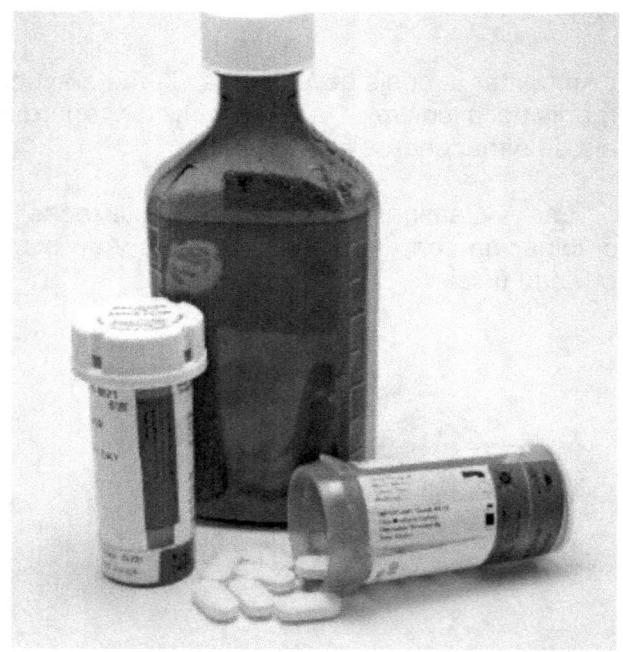

Fibra en Alimentos Afrodisíacos

BAJO EN FIBRA	ALTO EN FIBRA
Melón	Cereal de alta fibra
Tomate	Arvejas
Apio	Brócoli
Bagel panecillo en forma de rosquilla	Espinaca
Papa o patata	Bayas o moras
Espárrago	Ciruelas
Macarrones	Frijoles rojos, o alubias
Hojuelas de maíz	Pan de harina integral

Fibra o fibra en la dieta no puede ser digerido por el sistema gastrointestinal. La fibra proporciona muchos beneficios al cuerpo humano:

- Ayuda al cuerpo a deshacerse de residuos.
- Controla los niveles de colesterol.
- Ayuda a que la grasa pase por el cuerpo sin ser absorbida.
- Causa sensación de saciedad
- Previene que se formen bacterias
- Reduce el riesgo de cáncer y enfermedad cardiaca.

Rango de Peso Saludable para Hombres y Mujeres

PESO	PESO (en libras)
4'11"	94-124
5'0"	97-128
5'1"	101-132
5'2"	104-137
5'3"	107-141
5'4"	111-146
5'5"	114-150
5'6"	118-155
5'7"	121-160
5'8"	125-164
5'9"	129-169
5'10"	132-174
5'11"	136-179
6'0"	140-184
6'1"	144-189
6'2"	148-195
6'3"	152-200
6'4"	156-205

Información para Hombres: Los hombres obesos no tienen un pene más pequeño pero debido al tamaño de sus cuerpos, dan la impresión de tener un pene más pequeño. Entonces si por ningún otro motivo pierde peso, es para darle a su pene la ventaja que merece.

ALTERNATIVA DE COCCIÓN DE ALIMENTOS AFRODISÍACOS SALUDABLES

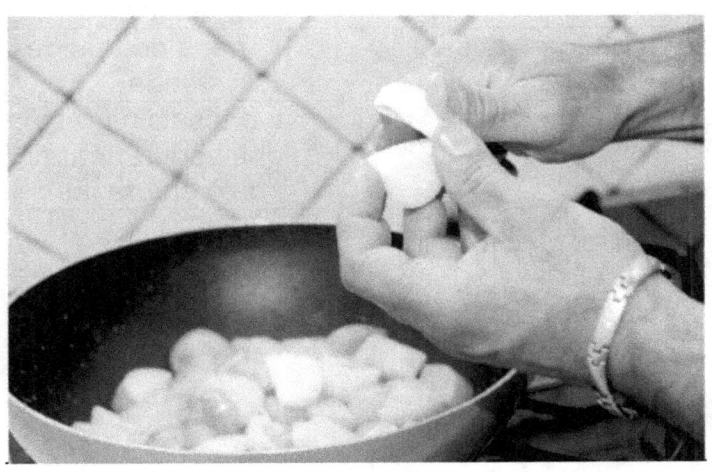

INGREDIENTE ORIGINAL	SUSTITUCIÓN DE INGREDIENTE
1 huevo	2 claras de huevo
Crema o leche	Leche descremada o leche desnatada, Suero de leche descremada o desnatada
Crema agria	Yogur natural de bajo contenido graso, crema agria de bajo contenido graso
Queso crema	Queso crema de bajo contenido graso o sin grasa, queso ricota de bajo contenido graso

Quesos	De bajo contenido graso, quesos bajo en grasas
Chocolate para cocinar	3 cucharadas de polvo de cacao sin azúcar
1/3 taza de aceite (para hacer postres)	1/3 capa de tofu de seda
Mayonesa	Mayonesa sin grasa o light, yogurt natural bajo en grasas

Palabras Que Te Alarman

Cuando se come afuera, especialmente en restaurantes, es importante reconocer palabras utilizadas para describir alimentos en el menú. La siguiente lista demuestra palabras de luz roja de las cuales debe apartarse al ordenar. En cambio, ordene del listado de palabras de luz verde, que son opciones de alimentos Afrodisíacos de bajo contenido graso.

PALABRAS DE LUZ VERDE (alimentos de bajo contenido graso) ADELANTE	PALABRAS DE LUZ ROJA (alimentos de alto contenido graso) DETÉNGASE
Escalfado	Con crema
Asado	Salsa bearnesa
Estofado	Rebozado
A la plancha, grillado	Frito
Al vapor	Salsa holandesa
Horneado	Al Alfredo
Ahumado	A la crema
En su jugo o salsa	gratinado
Barbacoa	Empanado, empanadizado, apanado,
Hervido	Old Fashioned (a base de whisky o bourbon)
Al carbón	Estilo country
Cocinado en su propio jugo	Pasteles
A la parrilla o al grill	Gratinados o escalopes

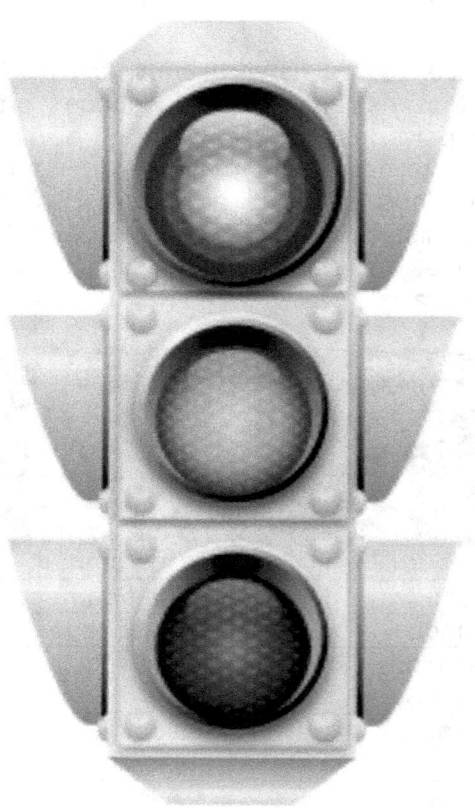

Selección de Alimentos Seguros

Antes de poder absorber nutrientes de los alimentos afrodisíacos, debemos ser muy cuidadosos en cuanto a la selección de alimentos que sean seguros para comer. El siguiente cuadro le informa lo que debería observar en los alimentos o en el envase del alimento para garantizar cuales son los alimentos más frescos y seguros para consumir.

Vender A la Fecha	Cuando el supermercado retira productos del estante
Fecha "Uso por"	Fecha cuando el artículo debe ser consumido.
Alimentos en tarros o latas	Las tapas deben estar cerradas y los sellos no deben estar rotos. Los alimentos enlatados no deben estar protuberantes u oxidados.
Pescado	La carne no debe estar marrón, amarilla o gris. No consumir pescado si los bordes están oscurecidos.
Carne	La carne no debe estar marrón o gris. Descongela o marina la carne en el refrigerador o

	microonda.
Pollo	La carne no debe estar marrón o gris. Descongela o marina la carne en el refrigerador o microonda.
Temperatura del congelador	0°F
Temperatura del refrigerador	38-40°F
Alimentos congelados	Si se observan cristales de hielo en el paquete, entonces desechar. Esto significa posiblemente que el alimento ha sido descongelado una vez y vuelto a congelar, permitiendo el crecimiento de bacterias.

Contenido de Cafeína en Alimentos Afrodisíacos

Para algunos de nosotros, la cafeína es nuestra amiga de las mañanas. ¿Pero sabía Ud. que la cafeína es considerada un afrodisíaco? La cafeína libera los ácidos grasos en nuestro organismo, que luego nuestro cuerpo los usa para energía. Cuando estos ácidos grasos son utilizados para energía, demoramos la aparición de la fatiga. La cafeína aumenta las pulsaciones y la energía y por lo tanto nos ayuda a quemar calorías pero demasiada cafeína tampoco es buena. Consuma cafeína, pero con moderación.

ALIMENTO	CAFEÍNA
Café (1 taza)	139 mg
Café descafeinado (1 taza)	3 mg
Cola	46 mg
Barra de chocolate	15 mg
Té	45 mg

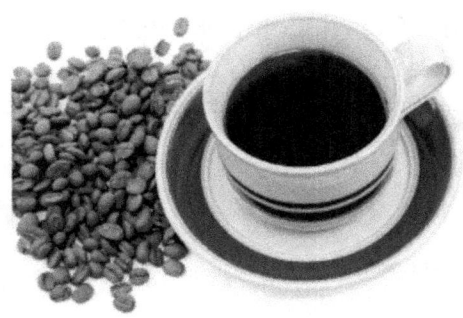

Carnes Afrodisíacas

El alto contenido de grasa determina la calificación de la carne. Las carnes con alto contenido de grasa son consideradas como más sabrosas y tiernas que las carnes con bajo contenido de grasa. En otras palabras, las carnes más sabrosas y tiernas tienen un alto contenido de grasa que otras clases de carnes. Las carnes también son consideradas como alimentos afrodisíacos pero no consuma grandes porciones porque de hecho pueden fracasar, hacerlo sentir decaído y aumentar su grasa y colesterol.

CALIFICACIÓN DE CARNE DE VACA	CALIDAD	COSTO
DE PRIMERA	Más sabrosa; alto contenido de grasa y blandura	Cara
ESCOGIDA	Próxima alto contenido de sabor, grasa y blandura	Moderado
SELECTA	Compatible con "Escogida"	Moderado
ESTÁNDAR / COMERCIAL	Bajo contenido de sabor, grasa y blandura	Económico

CALIFICACIÓN DE CARNE DE VACA	CALORIAS (3 oz)	GRASA (gm)	COLESTEROL (mg)	GRASA SATURADA
DE PRIMERA	205	11	70	4
ESCOGIDA	190	9	73	3
SELECTA	175	7	73	3

¡Si come carne, corte siempre la grasa antes de cocinar!

¡Algo de Pescado!

¿Alguna vez ha tenido dificultad al decidir qué clase de pescado tendría para la cena, o cuál es el pescado que proporciona los mejores nutrientes para Ud. y su familia? Entonces ya no tiene de que preocuparse. Aquí le ofrezco pescado que no solamente es bueno para Ud. pero también bueno para su corazón y su libido. *(Nota: Caballa, pez espada, atún y tiburón debe limitarse a no más de una vez por mes debido al alto contenido de mercurio que tienen).*

Pescado Afrodisíaco	PESCADO QUE PUEDE SER COMIDO MÁS DE UNA VEZ A LA SEMANA:
Atún	Salmón, langostino, ostras, perca, almeja, vieiras, cangrejo de río, trucha arco iris de criadero y bagre
Sardinas	
Salmón	
Mero	PESCADO QUE NO DEBE COMERSE MÁS DE UNA VEZ POR SEMANA:
Bacalao Negro	Filete de atún, mero, bacalao negro, langosta del norte, pez aguja, lubina, trucha salvaje, reloj anaranjado, pargo
Caballa	
Arenque	
Ostras	

| Bacalao |
| Anchoa |
| Trucha |

LOS DIEZ MEJORES SEXY
CONSEJOS PARA PERDER PESO

1. Unte manteca o mantequilla sobre pan frío. Si la unta mientras el pan está caliente, absorberá más rápido y por lo tanto, no podrá calcular cuanta manteca tiene en realidad sobre la rebanada de pan.

2. Utilice condimentos afrodisíacos como la canela, mostaza picante, salsa, jengibre o kion, ajo, ají y pimiento rojo cada vez que pueda. ¡Estas especias ayudarán a acelerar su metabolismo y su deseo sexual!

3. Tome por lo menos 8 vasos de agua al día. Puede confundir el hambre con la sed.

4. Espolvoree sal o verter un poco de vinagre sobre su postre antes de comer. Esto lentamente lo condiciona a observar los postres desde otro punto de vista.

5. Vierta aliño de ensalada en una botella rociadora y rociar la ensalada.

6. Tire su balanza. Tendrá días en los cuales retendrá más agua. Base su pérdida de peso en cómo le queda la ropa y las medidas tomadas de su cuerpo.

7. Coma tentempiés afrodisíacos durante el día.

8. Tire todo alimento tentador que pudiera haber en su casa.

9. No entierre sus problemas en la comida. Charle con un ser amado o vaya y tenga sexo seguro. ¡Después de todo hablar quema calorías y también tener sexo!

10. Disfrute de su nueva aventura. Nada hay peor que el fracaso. Si se cae del caballo súbase otra vez y aprenda de sus experiencias pasadas.

Sólo los Hechos

1. Una dieta ideal debería consistir en.
   * 58% de carbohidratos complejos
   * Menos de 30% de grasas
   * 12% de proteínas

2. Un gramo de Grasa = 9 calorías
   Un gramo de carbohidratos = 4 calorías
   Un gramo de Proteína = 4 calorías
   Un gramo de Vitaminas = 0 calorías

3. Un individuo es considerado obeso si:
   - 25% de la grasa corporal se encuentra en los hombres
   - 32% de la grasa corporal se encuentra en las mujeres

4. Los *carbohidratos* son la principal fuente de combustible en los seres humanos.

5. La forma más concentrada de energía en el cuerpo es la *Grasa*.

6. El *Colesterol* es un lípido o una grasa necesaria para una buena salud. El LDL, colesterol malo, transporta grasa y aceites por sus arterias y tejidos del cuerpo. El HDL, colesterol bueno, transporta grasas y aceites fuera de su cuerpo.

7. La enfermedad cardiovascular es la asesina número uno en los Estados Unidos.

8. Se ha comprobado que el ejercicio reduce la presión arterial y el riesgo de desarrollar diabetes.

9. ¡Más del 66% de los estadounidenses son obesos!

10. Las adolescentes son mucho menos activas que los adolescentes. Desde 1991 a 1995, la inscripción en las clases de educación física en las escuelas secundarias cayó del 42% al 25%.

11. 1/3 de todos los estadounidenses tienen sobre peso.

12. Los *adipositos* son células almacenadoras de grasa. Cuanto más grasa comemos más se agrandan las células almacenadoras de grasa. ¡Por lo tanto, cuanto más grande se tornen las células almacenadoras, más grasa se almacena!

13. *Sobrepeso* se define por tener un peso corporal del 10% o más por sobre el peso preferido.

14. *Hambre* es un deseo o una necesidad de consumir alimentos.

15. *Apetito* es un deseo de comer, alimentos apetitosos, pero no relacionado con el hambre. Por ejemplo, el apetito es desear el postre después de una gran comida.

16. Su metabolismo corporal requiere siete veces más agua para procesar la proteína que para procesar los carbohidratos y las grasas. Por lo tanto,

una dieta de alto contenido proteico aumenta sus oportunidades de deshidratación. En cambio, la deshidratación puede afectar sus riñones y producir cálculos renales. Un suplemento proteico ocasional puede llevar a aumentar de peso. Si se toma un suplemento proteico de forma consistente, puede conducir a problemas más serios como la deshidratación, pérdida de calcio y problemas tanto en los riñones como en el hígado.

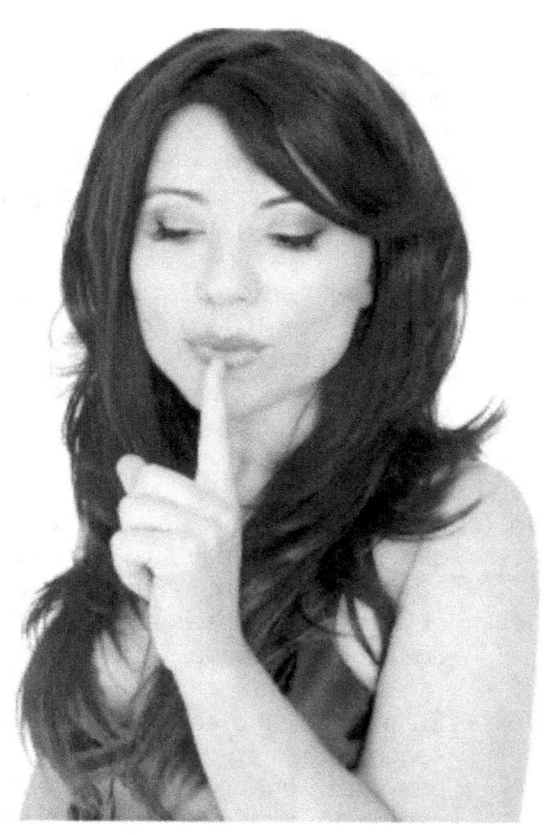

PENSAMIENTOS SEXIES

1. Existe una leyenda que las galletas Graham son anti-afrodisíacas. Se le atribuye a Sylvester Graham, un ministro Presbiteriano, la elaboración de las primeras en 1829. El creía que una dieta rica en carne, azúcar y grasas conducía a la lujuria sexual, por lo tanto promovió un régimen estrictamente vegetariano que reemplazó la harina blanca refinada por la harina de trigo no tamizada. Lo interesante es que en vez de elaborar un alimento anti-afrodisíaco pudo haber inventado a cambio un alimento afrodisíaco poderoso. Como este libro resalta y el mensaje recurrente en todo el libro es que los alimentos afrodisíacos están cargados de vitaminas y minerales que en cambio ayudan a perder peso. De hecho, una dieta de grasas y carbohidratos no solamente le hacen perder peso sino que también lo hacen sentir aturdido y menos estimulado sexualmente.

2. El inventor de los copos de maíz, John Kellog, se adhirió a la idea de Graham, en cuanto a los alimentos que contienen mucho azúcar y carbohidratos eran afrodisíacos. Entonces creó los copos de maíz, no con la intención de venderlos al público como un cereal para el desayuno, pero con la intención que les sirva a sus pacientes en su sala de psiquiatría para relajarlos. El problema con su teoría es que también los copos de maíz contienen Vitamina C, B3, B1, A, vitaminas que verá en los próximos capítulos y que ayudan a mejorar el deseo sexual en el cuerpo humano.

3. Todo lo que sea bueno para el pene del hombre también es bueno para su corazón. **Demasiadas grasas saturadas con el tiempo obstruirán las arterias y esto evitará que el adecuado flujo sanguíneo llegue a su pene.** Esto solamente contradice tanto la teoría de Graham como la de Kelloggs. No solamente los alimentos saturados obstruyen las arterias pero también interfieren con el rendimiento sexual.

4. Pequeñas cantidades de grasas son necesarias para que el cuerpo funcione correctamente. Las dietas que son sin grasa no funcionan porque de hecho reducen las vitaminas y minerales del cuerpo que ayudan a la pérdida de peso. Algunas de estas vitaminas y minerales se pueden encontrar en alimentos sexy afrodisíacos. Además, se necesita alguna grasa para ayudar a suavizar el cuerpo como las hormonas de equilibrio y para ayudar a metabolizar el colesterol a través del hígado.

5. Su cuerpo necesita tener buena salud para tener una buena vida sexual. Estos alimentos sexy afrodisíacos nos ayuda con ambos aspectos.

6. Los pequeños sexy tentempiés hacen que su cuerpo no se quede sin combustible.

7. El té verde ayuda a su cerebro y sistema nervioso a funcionar más rápidamente, ayudando a quemar más calorías.

8. ¡Sabía Ud. que le lleva a su cuerpo más tiempo digerir proteínas en la carne que en los carbohidratos? Estos significa que cuanto más proteínas necesite su cuerpo para digerir, más duro tiene que trabajar su

cuerpo para digerirlo y por lo tanto más calorías quemará.

9. ¿Sabía Ud. que ciertos aromas pueden aumentar el deseo sexual de un hombre y una mujer? Es cierto. El talco de bebé y el regaliz son conocidos por aumentar el deseo sexual de la mujer y el pastel de calabaza y las palomitas con mantequilla aumenta el deseo sexual del hombre.

10. En un estudio en animales, se demostró que la nuez moscada aumenta los efectos de apareamiento ¡tanto como el Viagra! Sólo un poco de diversión en caso que Ud. dude de que existen Alimentos Afrodisíacos.

11. Se sabe que el apio contiene androsterona, una hormona masculina que estimula el deseo sexual de las mujeres.

12. El hinojo ha sido utilizado como afrodisíaco en los tiempos de los egipcios.

13. Los aztecas denominaron al árbol de palta "Ahacuatl" que se traduce como "árbol de testículo". Los indios pensaban que la fruta que colgaba de los árboles en pares parecían los testículos de los hombres.

Etiqueta Alimentaria 101

Al estudiar las etiquetas alimentarias, es especialmente importante prestar mucha atención a las calorías y a la ingesta de grasa por porción. Ud. puede observar que una lata de fruta ofrece 6 gramos de grasa por porción. Sin embargo, si examinara la etiqueta más detenidamente descubriría que los 6 gramos corresponden a una sola porción. ¡Si la lata contiene 4 porciones entonces tendrá 24 gramos de grasa!

La cantidad de porciones por lata, pueden encontrarse en el ángulo superior izquierdo de la etiqueta.

La FDA ha evaluado y está planificando aprobar el futuro uso de un sistema de categoría sobre las etiquetas de alimentos. En otras palabras, la etiqueta en cada producto alimentario tendrá un grado de letra basado en la calidad de la evidencia que respalda sus reivindicaciones nutricionales.

A	Alto	Acuerdo científico significativo
B	Moderado	Evidencia no concluyente
C	Bajo	Evidencia limitada pero no concluyente
D	Extremadamente bajo	Escasa evidencia científica que respalda la reivindicación

Lineamientos de Almacenamiento para Alimentos Afrodisíacos

[Lineamiento para conservar alimentos sin que se arruinen]

ALIMENTO	CONGELADOR	REFRIGERADOR
Huevos	No congelar	4 semanas
Huevos duros	No congelar	5 días
Mayonesa	No congelar	2 meses
Perro caliente, (pancho) ()	1 mes	1 semana
fiambres	1 ½ meses	4 días
Tocino	1 mes	5 días
embutido	2 meses	2 días
Pollo	6 meses	2 días
Carne molida o picada	3 meses	3 días
Sobrantes de carne	2 meses	2 días
Ensaladas preparadas: atún, pollo, huevo, etc.	No congelar	4 días

Secretos de los Alimentos Sexy

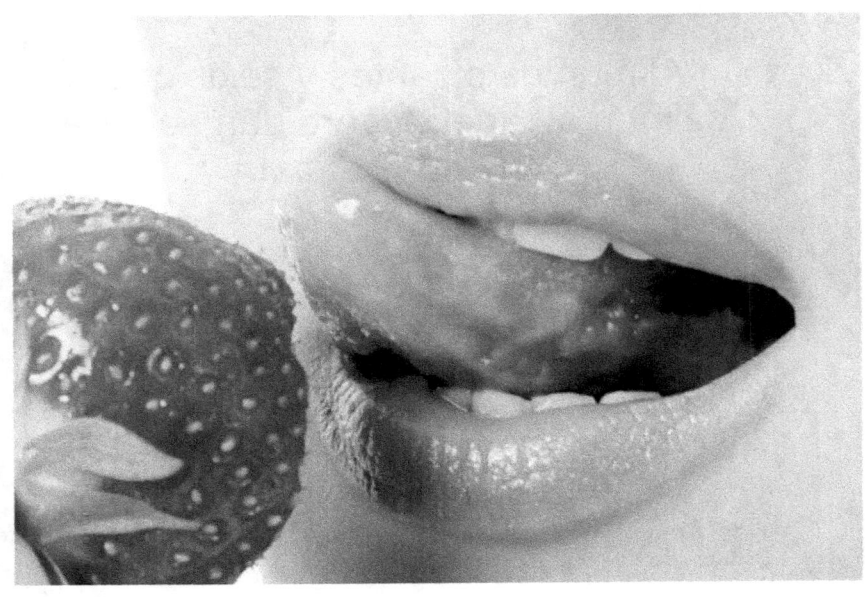

Alimentos Afrodisíacos Sexy

Alimentos picantes y sexis que
calman su apetito pero dan sabor a
su vida sexual

Alimentos Sexy que lo Ayudan a Perder Peso

Bien, ahora conoce lo básico de la nutrición. Ahora procedamos con más detalle en cuanto a los tipos de alimentos afrodisíacos y cuan exactamente pueden beneficiarlo en perder peso. Como aprendió en el capítulo inicial, los tipos de alimentos afrodisíacos pueden de hecho contener químicos, vitaminas, y minerales que aumentan el metabolismo y la circulación en el cuerpo que a cambio queman calorías, es bueno para su corazón y aumenta su libido. Esto resulta en la pérdida de peso.

Entonces, ¿qué hay exactamente en estos alimentos sexy que lo pueden ayudar a crear tal reacción en el cuerpo y resultar en pérdida de peso? En la próxima parte del libro, trataré las cosas secretas que se encuentran en estos tipos de alimentos, lo que son, como funcionan y los tipos de alimentos que tienen.

Ardiente

Pero primero, permítame ofrecerle un poco de antecedentes en como surgieron los alimentos afrodisíacos y alcanzaron el interés *climático* en la sociedad. ¡Si, con doble sentido! En tiempos pasados, se comenzó con la distinción entre alimentos que aumentaban la fertilidad y los que reducían los deseos sexuales. Plinio y Dioscorídes dos antiguos Griegos que vivieron en el

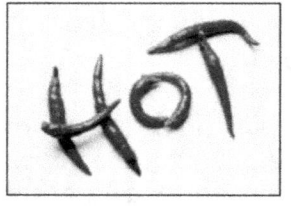 primer siglo A.C., comenzaron a darse cuenta y a dar crédito de que ciertos alimentos producían excitación sexual en los seres humanos.

En la actualidad, la investigación ha descubierto que algunos alimentos afrodisíacos de hecho contienen ciertas vitaminas, químicos y minerales que contribuyen a un sistema reproductor sano. Cierta investigación también ha mencionado que existen ciertas vitaminas y minerales que se creen que son necesarias para la producción de hormonas sexuales. Lo interesante es que el ingrediente principal en estos alimentos afrodisíacos son ingredientes que también se encuentran en alimentos de bajo contenido graso y bajo en calorías, resultando en la pérdida de peso.

Con esto dicho, observemos más detalladamente qué son estos químicos y en qué tipos de alimentos se pueden encontrar.

Come Sexy, Secreto para Perder Peso # 1

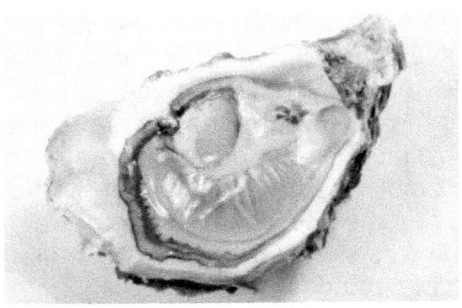

Todos hemos escuchado sobre las ostras y los efectos que tienen sobre los deseos sexuales de las personas. No se nada sobre Ud., pero el mero pensamiento de mirar una ostra, bien, ¡bueno me da repelús! Esta es mi propia percepción personal de las ostras pero también se que las ostras son queridas por muchos, consideradas una exquisitez. Entonces, ¿cómo algo tan fangoso y viscoso puede excitar a los hombres? Con moderación, las ostras son de hecho muy saludables para Ud. porque tienen un alto contenido de zinc, un mineral utilizado en la producción de testosterona. También se necesita zinc para el sistema defensivo (inmune) del cuerpo para que funcione correctamente. Juega un rol en la división celular, en el crecimiento celular, en la curación de heridas y en la desintegración de carbohidratos. También se necesita zinc para los sentidos del olfato y del gusto.

Una deficiencia de zinc puede causar, o empeorar, desde el acné hasta la diabetes. Esto se debe a que el zinc es necesario para el organismo para la producción de insulina (la hormona que regula los niveles de glucosa en la sangre), para eliminar las toxinas perjudiciales y para mantener un sistema inmune saludable. ¡Piense sobre esto! El zinc ayuda a regular la insulina, por lo tanto ayuda a regular el apetito. La insulina es una hormona clave en el metabolismo, y sus niveles aumentan en tándem con la grasa corporal. Debido a que las personas obesas presentan altos niveles de insulina de manera crónica, a menudo se tornan resistentes a la hormona y eventualmente desarrollan diabetes. En otras palabras, alimentos ricos en zinc no son solamente vitales para nuestros organismos pero ayudan a regular nuestros niveles de insulina que a cambio ayudan a controlar el peso de nuestro cuerpo.

Entonces, ¿cuáles son los tipos de alimentos afrodisíacos que contienen estos elevados niveles de zinc? Ahora antes de que empiece a engullir alimentos con alto contenido de zinc para el desayuno, almuerzo y cena también tiene que considerar que mucho zinc puede ser tóxico para su organismo. Por lo tanto la clave es la moderación.

Alimentos Afrodisíacos con Alto Contenido de Zinc

Nueces	Piñones
Pavo	Pecanas
Tomates	Castañas
Camotes o batatas	Castañas de cajú
Semillas de girasol	Coliflor
Fresas o frutillas	Arvejas
Cereal de alta fibra	Maníes
Almendras	Duraznos
Calabacín	Queso parmesano
Alcachofa o Alcaucil	Queso
Palta o aguacate	Pollo
Espinaca	*Hummus* Puré de garbanzo
Soja o soya	Garbanzos
Bananas o Plátanos	Pepinos
Carne de vaca	Pescado
Mora	Frijoles rojos
Mariscos	Lechuga
Cebolla	Aceitunas
Ostras	Huevos
Rábano	Kiwi
Semillas de calabaza	Frijol de la media luna, judía
Cerdo	Leche

La desventaja de comer estos alimentos ricos en zinc es que solamente 15%-40% del zinc se absorbe en el organismo. Las fibras en la dieta y el ácido fítico en el cerebro previenen la absorción del zinc en su cuerpo. Sin embargo, la investigación ha encontrado que si aumenta la ingesta de alimentos que contienen Vitamina C, E, B6 y magnesio puede ayudarlo a una mejor absorción. Pero recuerde nuevamente, todo con moderación. ¡Demasiado de algo bueno también puede ser perjudicial para su salud! ¡Si señor, incluso demasiado sexo puede causar problemas!

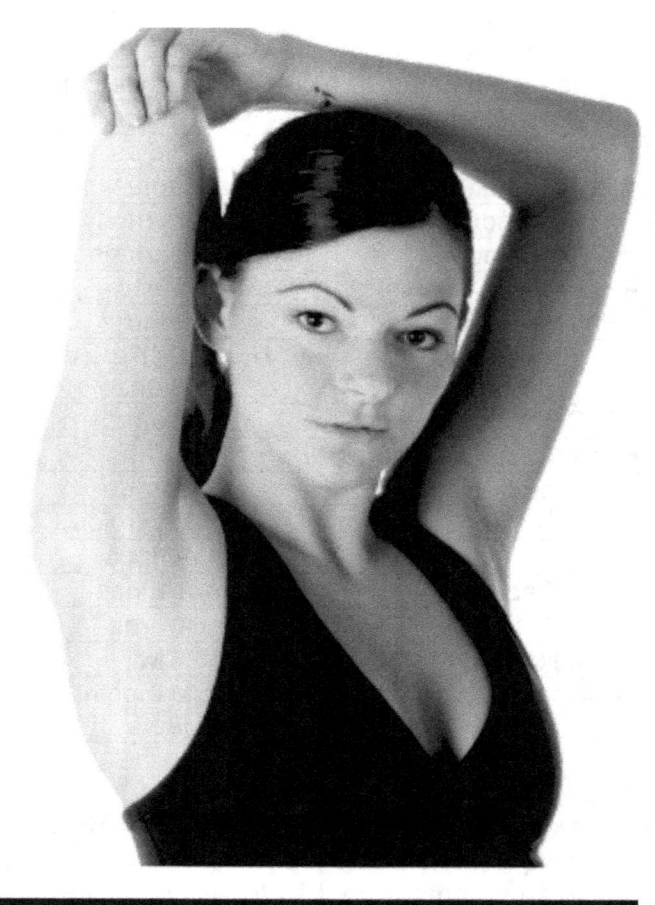

Come Sexy, Secreto para Perder Peso # 2

Así que Ud. ha aprendido porque los alimentos afrodisíacos ricos en zinc pueden ayudarlo a perder de peso. ¿Sabía Ud. que los alimentos afrodisíacos están cargados de vitaminas que no sólo aumentan el deseo sexual sino que también son muy saludables para su cuerpo y lo ayudan a perder peso?

La Vitamina A es una de estas vitaminas. La Vitamina A es esencial para la reproducción normal y la avitaminosis de Vitamina A demostró causar atrofia de los testículos y una producción disminuida de hormonas sexuales. Por otro lado, la Vitamina A es también importante para un cuerpo sano. Tiene propiedades anti-oxidantes que neutralizan los radicales libres en el cuerpo que causan daño de los tejidos y de las células. Sin embargo, como se mencionara anteriormente, demasiado de algo bueno puede ser malo para su salud. Los nutricionistas categorizan las vitaminas por los materiales que las vitaminas disuelven. Existen dos categorías: vitaminas solubles en agua y solubles en grasa. Las vitaminas solubles en grasa tales como la A, D, E se almacenan en los tejidos grasos del cuerpo durante unos días hasta seis meses. Si toma demasiada vitamina soluble en grasa, ésta puede almacenarse en su hígado y a veces puede causar problemas de salud e incluso tornarse tóxico. Comer alimentos ricos en Vitamina A tiende a ser reducidos en grasa y por lo tanto ayudan a perder ese peso extra que Ud. no quiere.

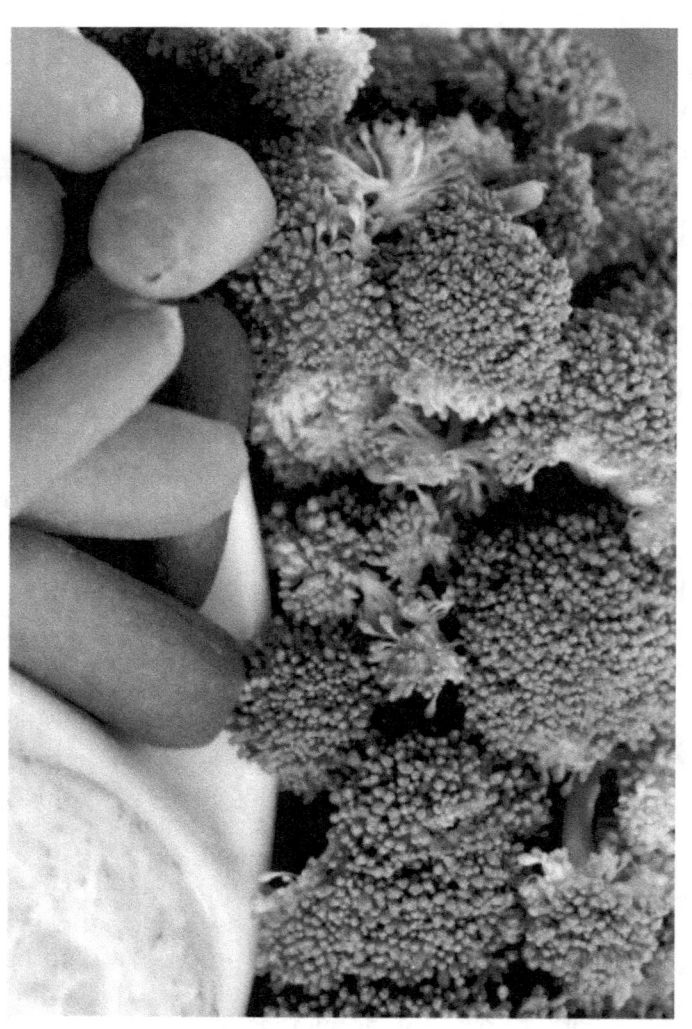

Alimentos Afrodisíacos Sexis ricos en Vitamina A

PESCADO
HUEVOS
YOGURT
BANANA o Plátano
ESPINACA
APIO
LECHUGA
MOSTAZA
ZANAHORIAS
MELÓN
BROCOLI
JUGO DE VEGETALES
TIPO DE CALABAZA O ZAPALLO
CORDERO
PAVO
CERDO
PATO
PESCADO
TERNERA
MANGO
DAMASCO
LECHE DESCREMADA
CARNE DE VACA
ENDIVIA
HÍGADO DE POLLO
CALABAZA
BATATA o CAMOTE

Come Sexy, Secreto para Perder Peso # 3

Otro secreto sobre la vitamina encontrada en alimentos afrodisíacos que son buenos para su cuerpo y su deseo sexual pero que también ayudan a perder peso son los complejos de Vitaminas B-1 y Vitaminas B-3. La Vitamina B-1 es esencial para la producción de energía y el metabolismo de carbohidratos, proteínas y grasas. Si carece de Vitamina B-1 en su dieta, esto lo llevará a reducir su energía y disminuir su deseo sexual. La Vitamina B-1 es muy importante para su bienestar porque mantiene en alerta su mente y cuerpo. . En otras palabras, el complejo de vitaminas B producen energía para su cuerpo. Se necesita Vitamina B-1 para liberar la energía de las grasas, proteínas y carbohidratos entonces puede ser utilizada por su cuerpo para perder peso. También es fundamental para el sistema nervioso y para mantener un corazón sano. Además, esta vitamina es esencial para el crecimiento de los niños y para la fertilidad en los adultos.

La Vitamina B3 también libera la energía de los carbohidratos, las grasas y las proteínas por lo tanto pueden ser utilizadas por el cuerpo. Esta vitamina también está asociada con el control de los niveles de azúcar en sangre, manteniendo una piel saludable y manteniendo el correcto funcionamiento de los sistemas nervioso y digestivo. El control de los niveles de azúcar en su cuerpo es muy importante para perder peso. La Vitamina B3 también ayuda a desintoxicar el cuerpo y aumenta la circulación (lo que ayuda a su deseo sexual) mientras reduce la presión arterial y el colesterol. Nuevamente, los alimentos que contienen estas vitaminas también son de bajo contenido graso, por lo tanto no sólo con estos alimentos se aumenta el deseo sexual pero ayudan también a perder peso.

Para resumir, mejor metabolismo, mejor digestión y una melodía sincronizada de las vitaminas B1 y B3 pueden ayudar al nutricionista a alcanzar los objetivos de pérdida de peso de manera más rápida y segura

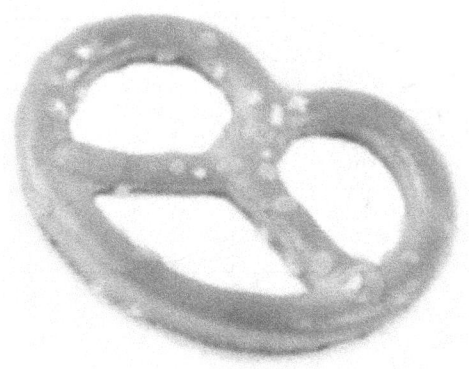

Alimentos Afrodisíacos – Vitaminas

Vitamina B-1 (tiamina)	Vitamina B-3 (niacina)
Nueces	Pechuga de Pollo
Espárrago	Salmón
Porotos o Frijoles	Pasta de harina integral
Piña o Ananá	Queso Cottage o requesón
Harina integral	Atún
Arroz integral	Mero
Granos enteros	Cordero
Lomo	Setas o champiñones
Falda de vaca	Maíz, choclo o elote
Cereales listos para comer	Zanahoria
Granola	Cebada
Pretzel (galleta salada en forma de lazo)	Lenteja
Palomitas de maíz	Batatas o camote
Panqueques de trigo	Papa asada
Porotos negros o Frijoles negros	Durazno, melocotón
Arvejas	
Castaña de cajú o anacardos	
Pistachos	
Sandía	
Cerdo	

Come Sexy, Secreto para Perder Peso # 4

Hasta el momento no es ninguna sorpresa que las vitaminas no sólo ayudan a estimular el deseo sexual de uno pero también estimulan el metabolismo que tiene como resultado el quemar calorías y perder peso. Otro secreto sexy son los alimentos que contienen Vitamina C. La Vitamina C ayuda en la absorción del hierro, la formación de glóbulos rojos y en el metabolismo de las glándulas adrenales que crean todas juntas una vida sexual sana y ayuda a quemar más calorías. Además, la Vitamina C ayuda a fortalecer su sistema inmunológico también.

Sabía Ud., a diferencia de la mayoría de los mamíferos, los humanos no tienen la capacidad de producir su propia Vitamina C. Por lo tanto, debemos obtener Vitamina C a través de nuestra dieta. Debido a que no se almacena en nuestro organismo, debe Ud. comer alimentos ricos en Vitamina C todos los días. La FDA recomienda 60 mg de Vitamina C por día.

Entonces, ¿qué es lo que exactamente hace la Vitamina C por su cuerpo? Para comenzar, ayuda a proteger las células, reduce el riesgo de cáncer, alivia la artritis y mejora la absorción de hierro, sólo para mencionar algunos.

Ahora lo más importante es ¿cómo ayuda esta vitamina afrodisíaca a perder peso? De acuerdo a los investigadores de la Universidad del Estado de Arizona, los individuos que consumen Vitamina C tienden a quemar 30% más de grasa durante un ejercicio moderado que aquellos que no consumen alimentos ricos en Vitamina C. Además, muy poca Vitamina C en el flujo sanguíneo demostró estar correlacionada con el aumento de la grasa en el cuerpo y las medidas de la cintura.

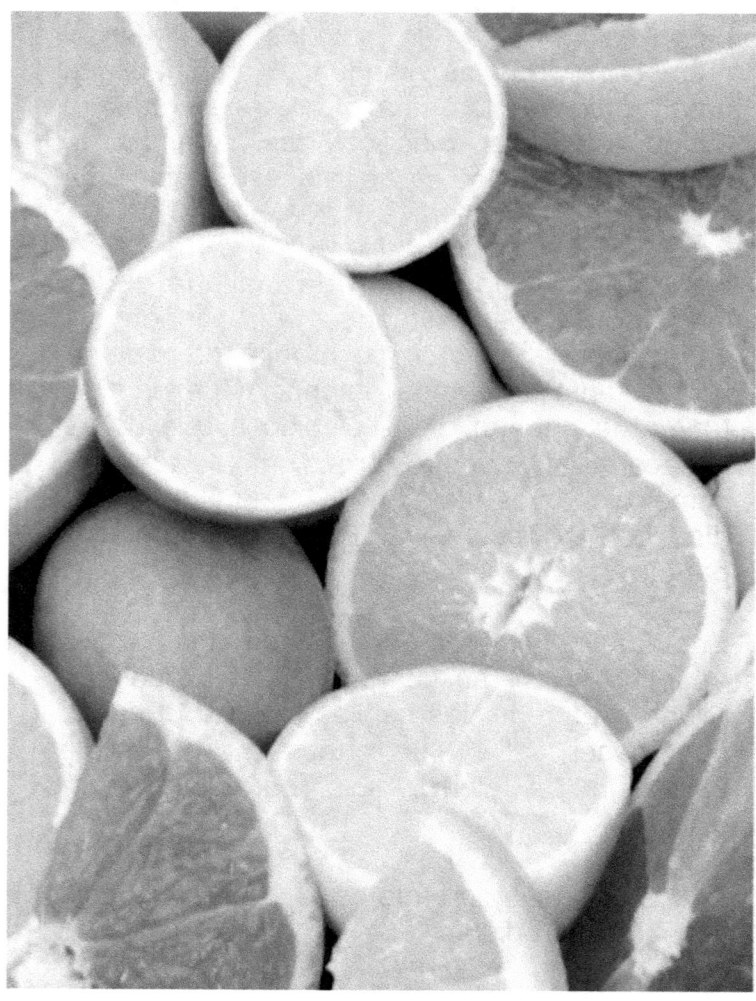

Sexy Alimentos ricos en Vitamina C

Naranja
Brócoli
Papaya
Mango
Kiwi
Pimiento amarillo
Frutillas o Fresas
Coliflor
Tomate
Repollo
Palta o Aguacate
Melón verde, casaba o melón tuna
Arvejas
Remolacha o Betarraga
Hongo del Shitake o Seta
Orégano
Cebollas
Batatas o Camote
Ajo
Damascos
Ciruelas
Pomelo o toronja
Albahaca
Peras
Arándanos
Guayaba
Perejil

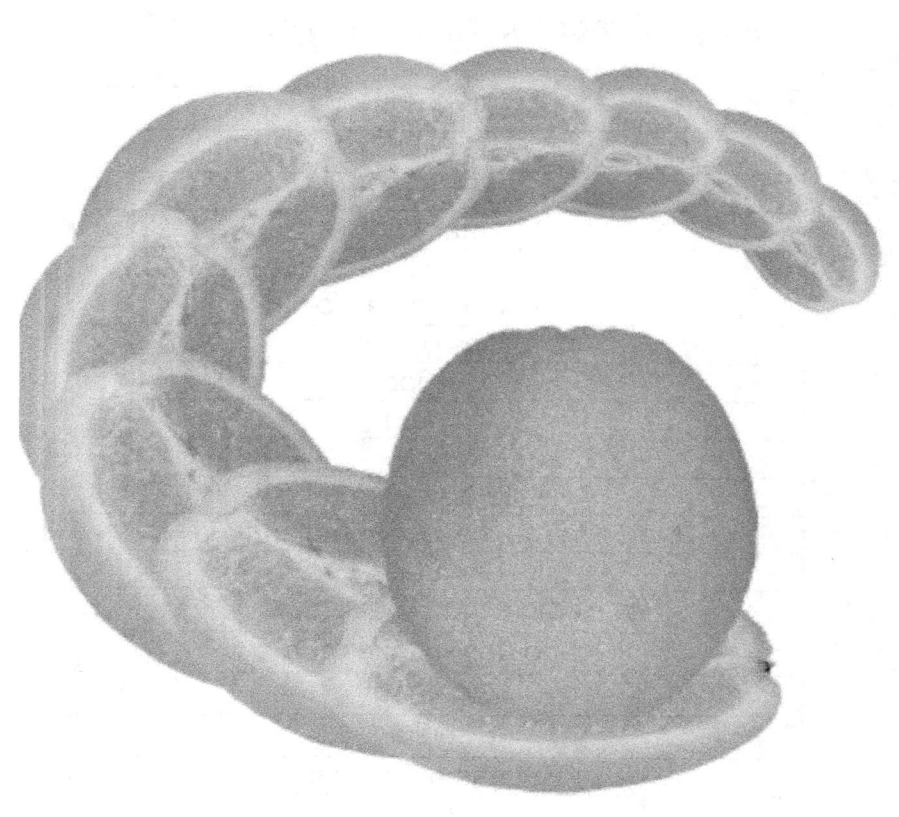

Come Sexy, Secreto para Perder Peso # 5

Y sí, más vitaminas. Las dos últimas vitaminas que son consideradas para estimular el deseo sexual como así también ayudarlo a perder peso son las Vitaminas D y E. Tanto la Vitamina D como la E tienen efectos indirectos y directos sobre una buena vida sexual, su salud y la pérdida de peso.

La Vitamina D regula los niveles de calcio y fósforo en la sangre estimulando la absorción de los alimentos en los intestinos, y estimulando la re-absorción de calcio en los riñones, lo que permite una mineralización ósea normal y previene la tetania h pocalcémica. También es necesaria para el crecimiento óseo y el remodelamiento óseo por osteoblastos. En realidad, la insuficiencia de Vitamina D puede detener el crecimiento y estimula el aumento de peso durante la pubertad, de acuerdo con un nuevo estudio publicado en la Revista de Endocrinología y Metabolismo Clínico (Clinical Endocrinology & Metabolism Journal)

La Vitamina E es un potente anti-oxidante y un agente contra coágulos de sangre. También combate el cansancio y es conocida por mejorar el funcionamiento sexual. Lo más importante en nuestra dieta para perder peso, la Vitamina E aumenta el colesterol bueno mientras trata la enfermedad coronaria, las úlceras cutáneas, la gangrena diabética, los trastornos nerviosos, anemia drepanocítica, enfermedad quística de mama, venas varicosas. Además la Vitamina E es tres veces más potente que la Vitamina C cuando se refiere a anti-oxidantes. Sin embargo, demasiada Vitamina E puede de hecho poner al cuerpo en riesgo de padecer un ataque al corazón o ataque de apoplejía. Las dietas de moda, los ayunos, las dietas líquidas y las dietas yo-yo pueden afectar el equilibrio corporal y dejar al que realiza una dieta con una deficiencia en vitamina D y E. En dicho caso, será más difícil bajar algunas libras y sentirse como si se hicieran ejercicios debido a la fatiga.

Más Alimentos Sexys con Vitamina

Vitamina D	Vitamina E
Huevo	Tomates enlatados
Hígado	Tomates frescos
Queso	Aceitunas
Salmón	Semillas de girasol
Leche	Piñones
Langostino	Almendras
Mantequilla	Cereales Multigranos
Crema	Sardinas
Caballa	Huevos
Atún	Avena

Come Sexy, Secreto para Perder Peso # 6

El potasio es otro secreto de alimento afrodisíaco porque ayuda a aumentar la producción de la hormona sexual. Pero el potasio hace mucho más. El potasio es un elemento y un electrolito que es esencial para el crecimiento del cuerpo y el mantenimiento. Es necesario para mantener un equilibro de agua normal entre las células y los fluidos corporales. El potasio también juega un papel esencial en la respuesta de los nervios a la estimulación y en la contracción de músculos.

En realidad, es crucial para el cuerpo humano para mantener siempre los niveles regulares de potasio porque si el potasio cambia de muy alto o demasiado bajo puede causar arritmias cardíacas que pueden conducir al mal funcionamiento del órgano o la muerte.

Ahora, algunos alimentos de alto contenido potásico también son altos en calorías. Pero por favor tenga en cuenta que si es comido con moderación puede de hecho ayudar a perder peso. ¿Cómo? Contenta de que Ud. pregunte. El potasio es un mineral dietario esencial porque ayuda a construir el músculo, regula la presión arterial y ayuda a que nuestro corazón funcione correctamente. Comer alimentos ricos en potasio no solamente aumentará el deseo sexual de una persona pero puede ayudar a que alcancemos la pérdida de peso ya que el potasio nos ayuda a convertir el alimento que comemos en energía. Es particularmente importante para aquellos de nosotros que tenemos objetivos en cuanto a la pérdida de peso.

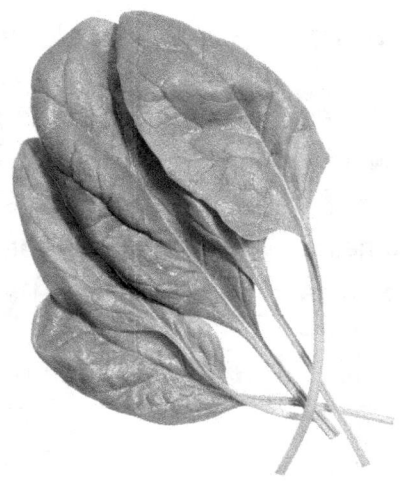

¿Por qué lo pregunta? Bien, los músculos más grandes queman más calorías, por lo tanto el potasio que ayuda a formar músculos más grandes y fuertes, tiene un impacto directo en ayudarnos a convertir nuestros cuerpos en una máquina quemadora de calorías. Además de ayudarnos a que nuestros músculos se tornen más fuertes también nos ayuda a realizar ejercicios diariamente, que es sumamente importante para cualquiera que desea deshacerse de algunas libras no deseadas.

Alimentos Sexys en Potasio

Bananas	Naranjas
Mero	Fresas o frutillas
Atún	Papas
Damasco	Aguacates o paltas
Tomates	Pepino
Calabaza	Repollo o col
Espinaca	Pimiento
Perejil	Brócoli
Setas o champiñones	Berenjena

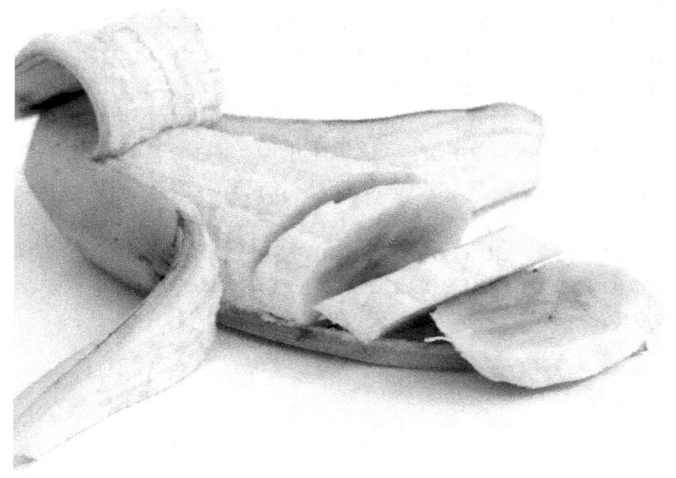

Come Sexy, Secreto para Perder Peso # 7

Se sabe que los ajíes condimentan la vida sexual de la persona debido a la capsaicina, una sustancia que se encuentra en los alimentos picantes. La capsaicina estimula las terminaciones nerviosas que liberan químicos que en cambio aumentan el ritmo cardiaco y libera endorfinas dándoles un placer natural a las personas que la ingieren. Pero es la reacción que provoca en el cuerpo como un aumento en el ritmo cardiaco que despierta el cuerpo en calorías que se queman y suprime el apetito mientras que estimula el metabolismo y quema la grasa de manera natural.

Algunos estudios han demostrado que la capsaicina funciona estimulando su metabolismo en hasta 50% y continúa quemando calorías hasta 3 horas después de haberla ingerido. Perder peso con alimentos picantes es posible porque aumenta su metabolismo, que lo ayuda a quemar más calorías. Esto se debe a que las especies aumentan la temperatura corporal y contribuye a un aumento en el ritmo cardiaco, también. Recuerde que el aumento que se produce en su cuerpo y el ritmo cardiaco requiere energía. Los picantes también tienen propiedades termogénicas ayudando a su cuerpo a quemar calorías especialmente si come comidas de alto contenido graso. Aparte de aumentar la temperatura corporal, los picantes también ayudan a aumentar su circulación sanguínea.

También pueden estimular la desintegración de las células grasas, lo que ayuda a perder peso. Por lo tanto, ¡coma picante y vea como desaparecen esas libras. ¡Haga que los alimentos picantes trabajen para Ud.!

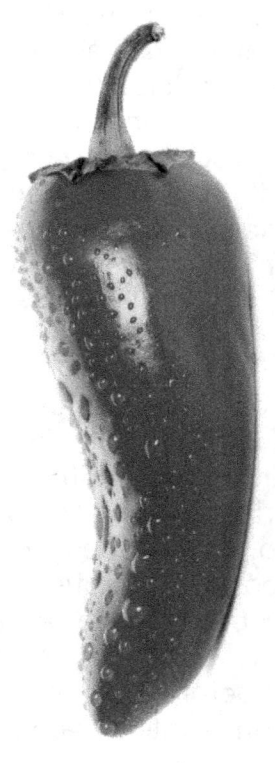

Alimentos Sexys con Capsaicina

Pimientos picantes
Cayena
Habanero
Jalapeño
Serrano
Curry
Tomate
Lima
Chipotle
Pimientos

Información sobre el picante: Si los alimentos condimentados son demasiado picantes, la manera más rápida para aliviarlo de la quemazón en la boca es tomar un vaso de leche o comer un pedazo de pan. Nunca, nunca, jamás tomar agua para aliviar los efectos de los alimentos picantes. El motivo por el cual son picantes es porque la capsaicina, que es un aceite, no mezcla con el agua pero en cambio lo distribuye a otras partes de la boca.

Advertencia: Tenga cuidado cuando toca alguna clase de alimentos picantes porque pueden arderle la piel y los ojos.

Come Sexy, Secreto para Perder Peso # 8

Tener una buena circulación en el cuerpo es bueno para que sus órganos sexuales funcionen en su máximo potencial pero también tener una buena circulación es crucial para tener órganos saludables. Una dieta completa de omega 3 lo ayuda a eso, estimula la circulación en todo el cuerpo ayudándolo a perder peso. Por lo tanto si no quiere una erección "firme" para hombres pero más firme, ¡los músculos más delgados van entonces hacia la Gran-O, la O que se encuentra en Omega 3, eso es!

Los ácidos grasos omega 3 son considerados ácidos grasos esenciales. Son esenciales para la salud humana pero no puede ser generado por el cuerpo. Por este motivo, los ácidos grasos omega 3 deben obtenerse de alimentos. Una investigación extensa indica que los ácidos grasos omega 3 reducen la inflamación y ayudan a prevenir factores de riesgo asociados con enfermedades crónicas como la enfermedad cardiaca, cáncer y artritis. Los síntomas por deficiencia de ácido graso omega 3 incluyen extremado cansancio (fatiga), memoria deficiente, piel seca, problemas cardiacos, cambios temperamentales o depresión, y una pobre circulación. Además, estudios clínicos sugieren que la gente con sobrepeso que se encuentran bajo un programa de pérdida de peso que incluye ejercicio tienden a alcanzar un mejor control del azúcar en sangre y los niveles de colesterol cuando el pescado, rico en ácidos grasos omega 3 (tal como el salmón, caballa y arenque) es un alimento básico en la dieta baja en grasas. La evidencia preliminar sugiere que los ácidos grasos omega 3 también pueden ser útiles en cuanto a la protección contra ciertas infecciones y al tratamiento de una variedad de afecciones, incluyendo el autismo, úlceras, migrañas, trabajo de pre-término, enfisema, psoriasis, glaucoma, enfermedad de Lyme, lupus, latidos cardiacos irregulares (arritmias), esclerosis múltiple y ataques de pánico.

¿Alguien con alergia al pescado puede tomar suplementos a base de aceite de pescado?

Yo personalmente no lo recomendaría. Alguien con alergia al pescado podría presentar una reacción alérgica a los suplementos a base de aceite de pescado. Es la proteína en los alimentos la que dispara una reacción alérgica y algunas proteínas de pescado pueden encontrarse presentes en los suplementos.

Alimentos Sexys con Omega 3
(Gran O)

Caballa
Salmón
Sardinas
Atún
Aceite de linaza
Aceite de canola o colza
Nueces
Soja o Soya
Frijoles rojos
Aceite de Oliva
Langostino
Tofu

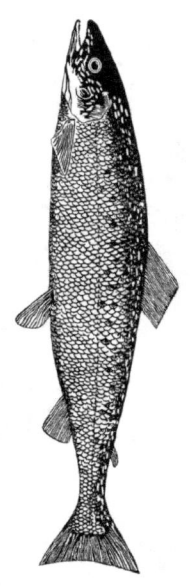

ANA – frodisiacos
(Alimentos no sexy)

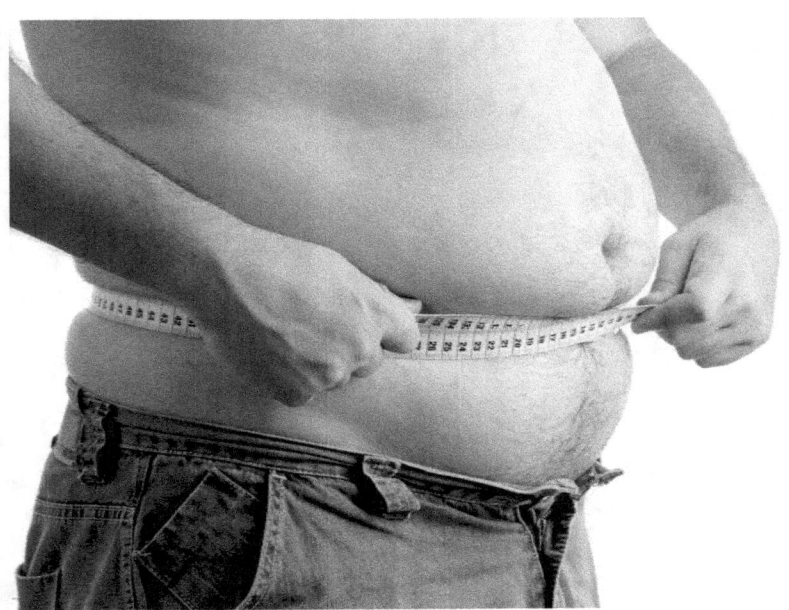

Alimentos que le hacen perder su deseo sexual y le hacen aumentar de peso

Alimentos no Sexys

Los alimentos no sexys o de otra manera conocidos como "anafrodisíacos" tiene el efecto contrario que los alimentos afrodisíacos. A través de mi investigación he descubierto que los alimentos que son considerados como no sexys, que reducen nuestra libido, tienden a ser alimentos que deberían dejarse de lado por quienes intentan bajar de peso. ¿Por qué? ¡Los alimentos no sexys tienden a ser altos en calorías, carbohidratos y grasas!

El problema con los alimentos ricos en carbohidratos es que no solamente contienen azúcar y grasas pero también son generalmente bajo en vitaminas, minerales y fibras. La gente tiende a comer estos alimentos altos en carbohidratos en demasía, suministrándose a sí mismos con calorías "vacías" que contribuyen al riesgo de la obesidad, diabetes y enfermedad cardiovascular.

Nosotros bien sabemos demasiado que la grasa no es buena para nosotros pero ciertas grasas son esenciales, especialmente los alimentos grasos como las aceitunas y los aguacates (*paltas*) debido a que son también muy nutritivos para nosotros.

Entonces, ¿por qué los alimentos altos en carbohidratos y grasas afectan su deseo sexual? Bien, los alimentos que contienen carbohidratos y grasas en realidad reducen tu vigor y le quitan energía al organismo, energía que su cuerpo puede utilizar para quemar calorías. No sólo eso, pero como puede observar estos alimentos poco saludables, los alimentos anafrodisíacos, también pueden causar otros problemas a su salud. Por lo tanto, coma sexy y pierda peso.

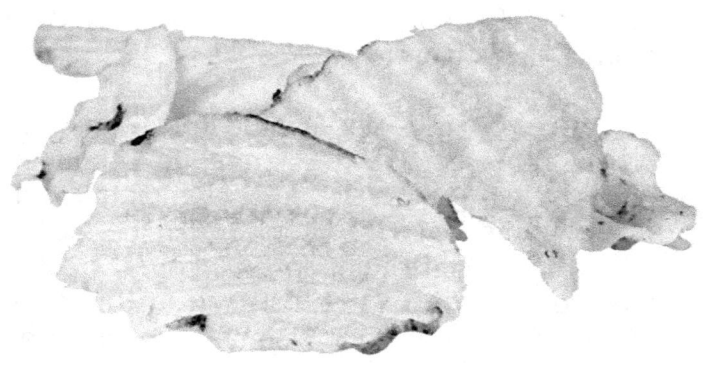

Alimentos no sexys, Alimentos poco saludables

Galletas	Pollo frito
Crema	Patatas o papas fritas
Mantequilla	Coco / Aceite de palma
Hamburguesas	Aliños para ensalada
Donut o rosquilla	Pastel de carne o pastel salado
Alimentos fritos	Alimentos congelados
Manteca	Alimentos envasados
Espaguetis	Waffles
Fruta seca	*Bagel (panecillo en forma de rosquilla)*
Salsas grasas	Salsas de cocción
Leche entera	Patatas o papas fritas de bolsa
Pizza	Azúcar

Sus Calorías Personalizadas

Para calcular cuantas calorías Ud. necesita para mantener su peso

Paso 1. _____ libras / 2,2 = _____ Kg
        (Su peso actual)

Paso 2. _____ Kg. X 30 = _____ Calorias
        (Paso 1)

Ej.) Si Ud. pesa 163 libras, divida 163 por 2,2, igual a 74,1 kilogramos.
Multiplique 73 kilogramos por 30, igual a 2222, lo que indicaría cuantas calorías Ud. debería teóricamente necesitar para mantener su peso actual de 163.

Para calcular cuantas calorías Ud. necesita para perder peso

Ej. Si Ud. pesa 163 libras, divida 163 por 2,2, igual a 74,1 kilogramos. Multiplique 73 kilogramos por 25, igual a 1825, lo que indicaría cuantas calorías necesita para perder peso.

Come Sexy, Pierde Peso Recetas

(Algunas de las porciones son para una sola persona)

Desayuno Sexy

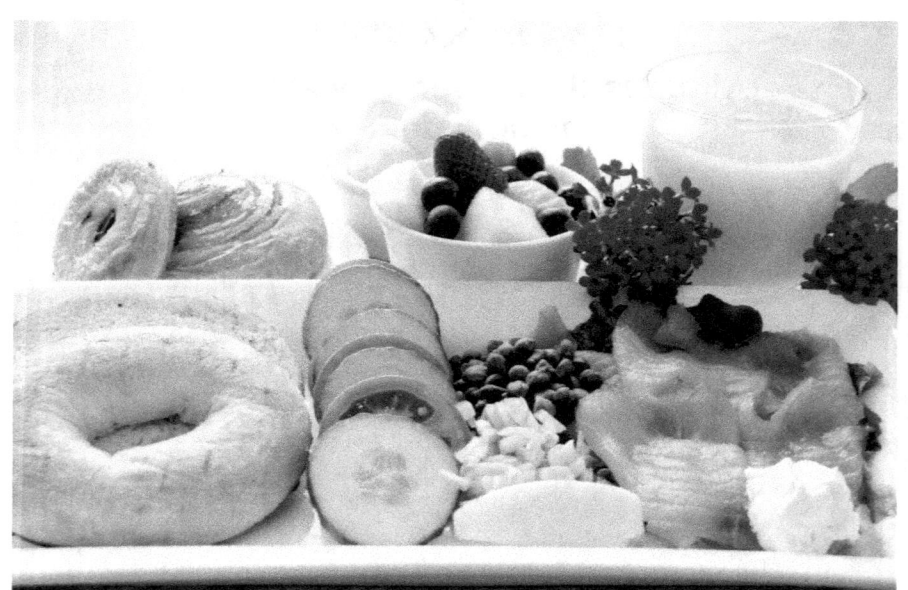

Desayuno Sexy – Día Uno

1 yogurt natural o de vainilla bajo en grasa
½ taza de fresas
1 cucharada de mermelada de naranja sin azúcar

Mezclar las fresas en el yogurt o comer aparte, cubrir con la mermelada y a disfrutar.

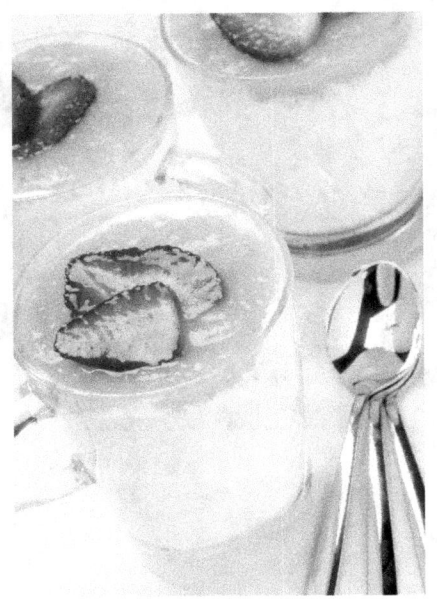

PENSAMIENTO SEXY MIENTRAS COME:
Nunca, nunca, nunca te rindas
- Winston Churchill –

Desayuno Sexy – Día Dos

1 tazón con cereal All-bran
½ taza de frambuesas en rebanadas
1 taza de leche descremada o leche de soja

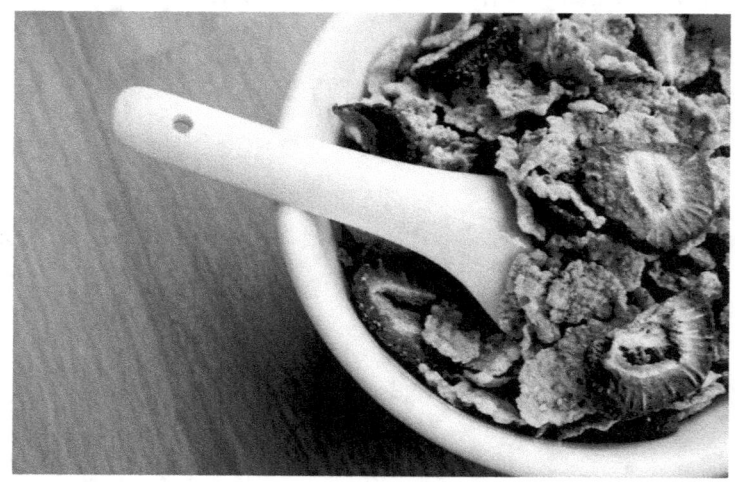

PENSAMIENTO SEXY MIENTRAS COME:

La victoria pertenece al más perseverante
- Napoleón –

DESAYUNO SEXY – DÍA TRES

2 panqueques de harina integral (4´´)
(Seguir las instrucciones de la caja de mezcla para hacer panqueques)
1 cucharada de jarabe de arce de bajo contenido de azúcar
(La mejor opción es la Miel o la compota de fruta)
½ taza de fresas frescas

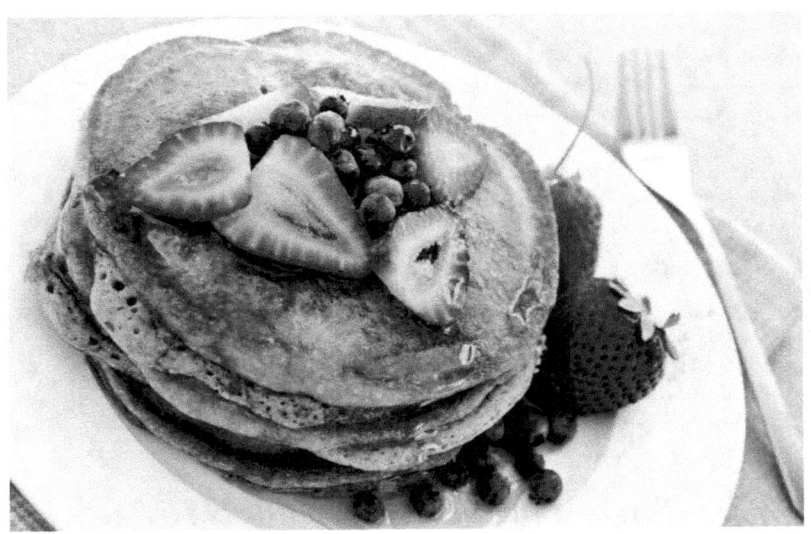

PENSAMIENTO SEXY MIENTRAS COME:

No te desalientes considerando tus propias imperfecciones.
-   San Francisco de Sales –

Desayuno Sexy – Día Cuatro

2 huevos (batidos)
½ pimiento morrón verde y rojo, troceado
1 salchicha de pavo libre de grasa
1 tostada de harina integral

¡Revuelva los huevos y mézclelos con los pimientos!

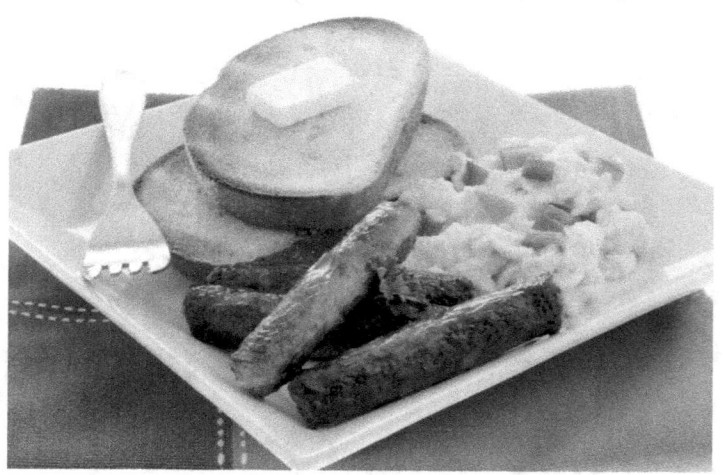

PENSAMIENTO SEXY MIENTRAS COME

Come, bebe y sé feliz pues mañana deberás hacer dieta.
-William Gilmore Beymer –

Desayuno Sexy – Día Cinco

8 rebanadas de pan integral del día anterior
½ taza de sustituto de huevo (equivalente a 2 huevos)
¾ taza de leche descremada
2 cucharadas de extracto de vainilla
½ cucharada de canela
Cubrir con fresas y arándanos

Combine el sustituto de huevo, la leche, vainilla y la canela en un tazón grande o plato. Moje el pan en la mezcla de huevo asegurando que ambos lados estén remojados. Rocíe la sartén con aerosol de cocina antiadherente y cocine las tostadas francesas de ambos lados hasta que se tornen doradas.

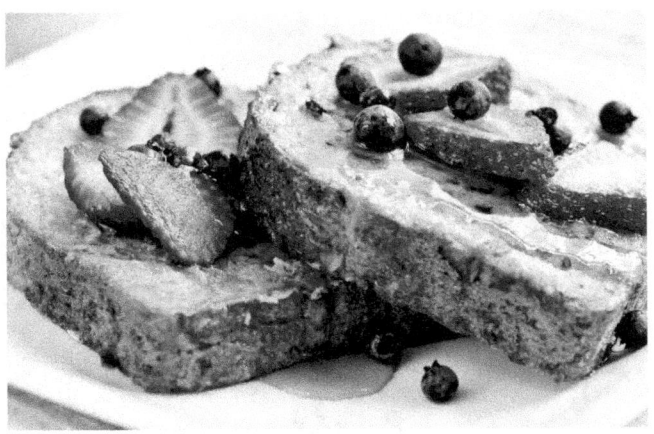

PENSAMIENTO SEXY MIENTRAS COME

Si desea adelgazar, disminuya su cena.

Desayuno Sexy – Día Seis

6 claras de huevo
1 pizca de pimienta negra
1/8 taza de queso libre de grasa
1/8 taza de cada pimiento morrón verde y rojo, troceado
1/8 taza de cebolla, troceada
1 seta o champiñón entero, troceada
1 pizca de cayena

Coloque las claras de huevo en la sartén y rocíe con la pimienta y la cayena. Permita que los huevos se cocinen sin revolver durante 1 ½ -2 minutos. Agregue los vegetales y el queso sobre una mitad de la omelet o tortilla francesa. Doble la otra mitad sobre el relleno, y cocina de 1-3 minutos.

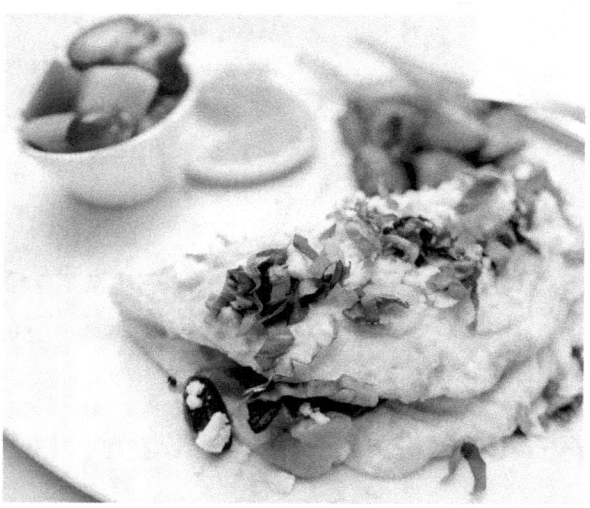

PENSAMIENTO SEXY MIENTRAS COME:
Nunca nos arrepentimos de haber comido muy poco.
- Thomas Jefferson

Desayuno Sexy – Día Siete

1 melón maduro
1 taza de yogurt de vainilla libre de grasa
½ taza de fresas – frutillas y arándanos

Corte el melón en dos mitades y remueva las semillas. Llene cada mitad del melón con la mitad del yogurt y cubra con fresas.

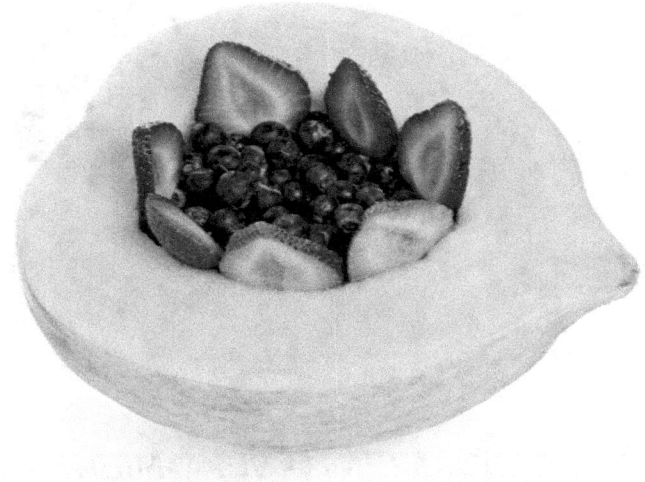

PENSAMIENTO SEXY MIENTRAS COME

Mientras deambulo por la vida, cualquier sea mi objetivo, siempre mantendré mi vista sobre las donas y no sobre lo integral
- Wendy Wasserstein –

Desayuno Sexy – Día Ocho

1 mollete (muffin) bajo en grasa o libre de grasa
Queso crema libre de grasa
Fruta fresca

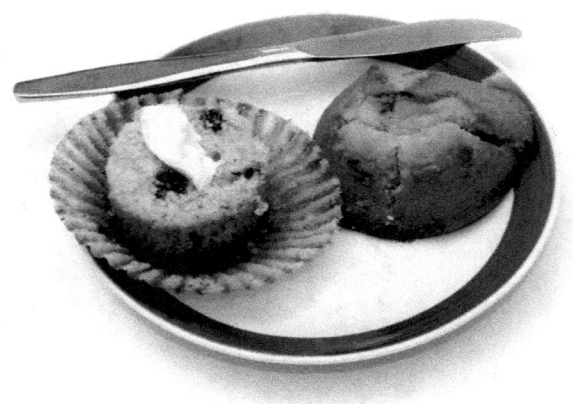

PENSAMIENTO SEXY MIENTRAS COME

El resto del mundo vive para comer, mientras que yo como para vivir.
-   Sócrates –

Desayuno Sexy – Día Nueve

Para un desayuno rápido y para llevar, muela cereal sin azúcar, seco, listo para comer en un tazón y ponga una banana o plátano pelado.

* Seleccione cereales con alto contenido de fibras y de bajas calorías y grasa.

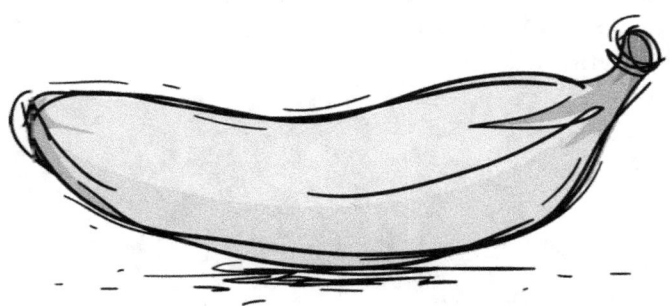

PENSAMIENTO SEXY MIENTRAS COME

Disfruta el doble de tiempo para comer la mitad.
-Anónimo –

Desayuno Sexy – Día Diez

2 tazas de avena son cocinar (no instantánea)
1/3 de taza mantequilla de maní de bajo contenido graso
½ taza de gelatina multi-fruta (sin azúcar)

Precaliente el horno a 350° grados. En un tazón mediano, mezcle todos los ingredientes juntos. Esparza en una olla de 8 pulgadas. Cocine durante 20-25 minutos. Cortar en barras. Coma solamente una barra para el desayuno.

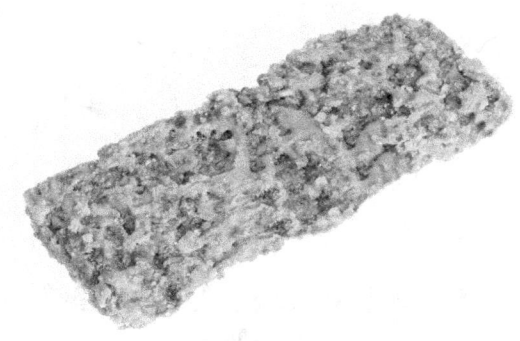

PENSAMIENTO SEXY MIENTRAS COME

La glotonería es un escape emocional, un signo de que algo nos está comiendo
- Peter De Vries –

Desayuno Sexy – Día Once

1 huevo entero (o sustituto de huevo)
2 claras de huevo
1 tortilla de harina de bajo contenido graso
1 cucharada de queso en tiras reducido en grasa
1 cucharada de salsa

Bata el huevo y las claras de huevo juntas en un pequeño tazón. Revuelva los huevos en una sartén. Coloque huevo, queso y salsa en e medio de la tortilla y caliente en el microonda durante 15 segundos o hasta que el queso se haya derretido.

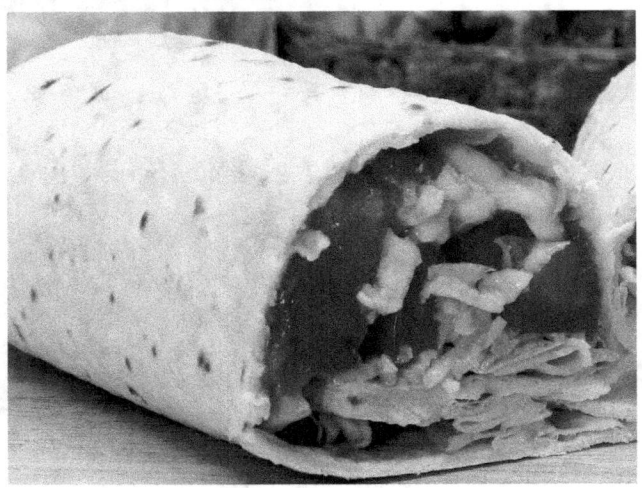

PENSAMIENTO SEXY MIENTRAS COME

"Lo que es comida para un hombre puede ser amargo veneno para otros".
- Lucrecio –

Desayuno Sexy – Día Doce

1 taza de cereal de salvado
2 claras o 1 huevo, levemente batido
¼ de taza de aceite de oliva
2 potes (6 Oz cada uno) de yogurt de vainilla 99% libre de grasa
1 1 /2 taza de harina común
1/3 taza azúcar rubia, o negra envasada
1 ¼ tazas de bicarbonato de sodio
½ cucharada de sal
½ taza de frambuesas o arándanos

Caliente el horno hasta 400°F. Coloque papel para hornear en cada uno de los moldes para mollete (muffin) de tamaño regular 12.

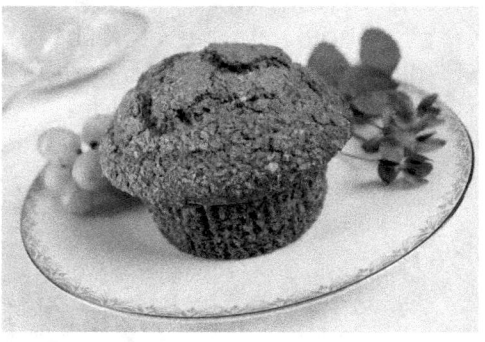

Colocar cereal en bolsas plásticas; sellar la bolsa y machacar. En un tazón mediano, batir las yemas, el aceite y el yogurt juntos. Agregar cereal, harina, azúcar rubia o negra, bicarbonato de sodio y sal; mezclar hasta que los ingredientes secos se hayan humedecido. Mezclar las fresas suavemente. Dividir la masa en forma pareja entre los moldes para mollete (muffin), llenándolos ¾ lleno.
Cocine entre 18 y 20 minutos o hasta que se doren.

PENSAMIENTO SEXY MIENTRAS COME
Desayune como un rey, almuerce como un príncipe y cene como un mendig

Desayuno Sexy – Día Trece

1 taza de arándanos
2/3 taza de jugo de arándano
1 taza de frambuesas
8 Oz de yogurt, preferentemente de frambuesa
1 ½ taza de hielo

Licué hasta suavizar, dele sabor y decida si necesita más hielo o jugo.

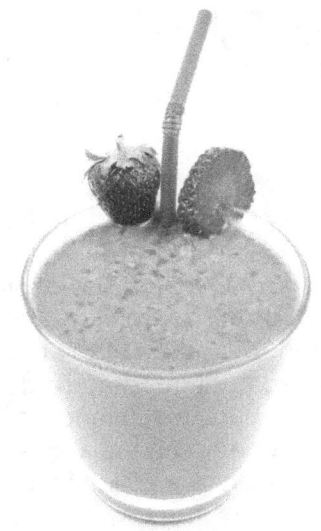

PENSAMIENTO SEXY MIENTRAS COME

Ya no preparo alimentos o bebidas con más de un ingrediente.
-Cyra McFadden-

Desayuno Sexy – Día Catorce

1 cucharadita de aceite de oliva extra virgen
5 tomatitos cherry, por la mitad
1 cebolleta o chalote, troceada
1 taza de espinaca tierna, lavada
½ taza de huevo revuelto
¼ taza de queso Cheddar en tiras de bajo contenido graso
1/8 cucharadita con sal
1/8 cucharadita con pimienta molida fresca
1 cucharada de agua

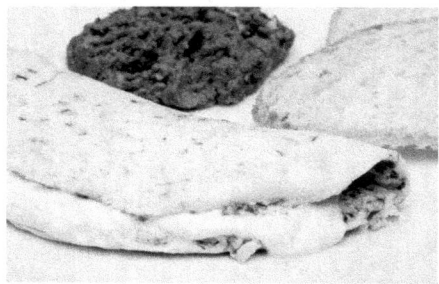

Rocíe una sartén anti-adherente con aerosol para cocinar. Agregue tomates y cebolleta o chalote y cocine. Coloque la espinaca encima, tapar hasta que se marchite, alrededor de 30 segundos. Revuelva para mezclar. Vierta sustituto de huevo, reduzca la temperatura de media a baja y continúe cocinando, revolviendo constantemente con una espátula de goma resistente al calor, hasta que el huevo comienza a solidificarse, alrededor de 20 segundos. Espolvoree queso, sal y pimienta sobre el omelet. Tape, reduzca la temperatura a baja y cocine hasta que el huevo esté completamente solidificado y el queso se haya derretido, alrededor de 2 minutos. Doblar utilizando la espátula y servir.

PENSAMIENTO SEXY MIENTRAS COME
La comida es una parte importante de una dieta balanceada.
-   Fran Lebowitz –

Desayuno Sexy – Día Quince

3 saquitos de té verde
3 ¼ taza de agua hirviendo
2 cucharas de Esplenda o Nutrasweet
2 cucharitas de cáscara de limón rallada
3 tazas de damasco, peras, higos y pasas de uva mezcladas

Remoje los saquitos de té en agua hirviendo durante 3 a 5 minutos. Remueva los saquitos de té. Revolver azúcar y cáscara de limón en el té- Corte trozos de fruta en mitades o cuartos. Coloque la fruta y el té en una olla de 4- cuartos o más grande. Tape y cocine hasta que la fruta esté hidratada y tierna, 1 ½ a 2 ½ horas con temperatura alta o 3 ½ a 4 horas a temperatura baja. Pase a un tazón y deje enfriar. Tape y enfríe.

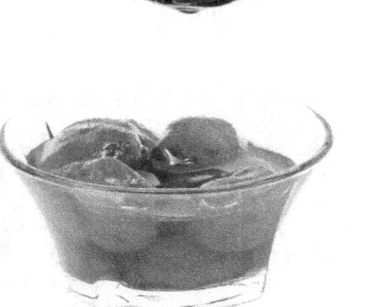

PENSAMIENTO SEXY MIENTRAS COME

No cabe su tumba con su propio cuchillo y tenedor.
-   Proverbio Inglés –

Desayuno Sexy – Día Dieciséis

½ taza de yogurt natural de bajo contenido graso
½ taza de jugo de fruta sin azúcar
6 cucharadas de la antigua avena arrollada
2 cucharadas de arándanos secos
1 cucharada de semillas de girasol sin sal
1 cucharada de germen de trigo
2 cucharaditas de miel
¼ de cucharadita de extracto de vainilla
1/8 de cucharadita de sal

Mezcle el yogurt, jugo, avena, arándanos, semillas de girasol, germen de trigo, miel, vainilla y sal en un tazón mediano; tape y enfríe durante por lo menos 8 horas y hasta 1 día. Sirva en un tazón o vaso.

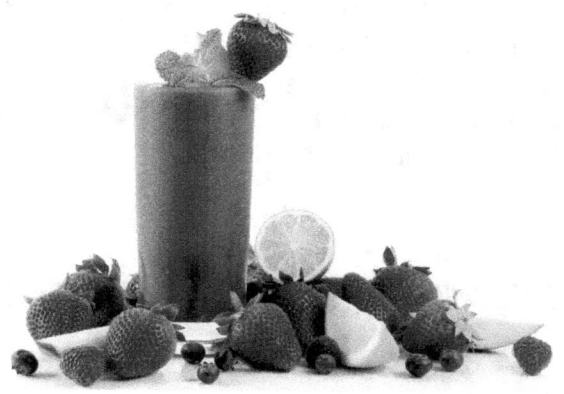

PENSAMIENTO SEXY MIENTRAS COME
No hay un amor más sincero que el amor por la comida.
- *George Bernard Sha*

Desayuno Sexy – Día Diecisiete

½ taza de puré de manzana (sin azúcar agregada)
1 rebanada de pan de trigo, desmenuzada
1/3 taza de queso cottage o requesón
2 cucharaditas de té con edulcorante artificial equivalente al azúcar
1 pizca de canela

Coloque las migas del pan, el queso, edulcorante y 2 cucharadas de puré de manzana en la licuadora. Procese hasta suavizar. Vierta a cucharadas sobre una sartén caliente anti-adherente. Cocine hasta que se dore de ambos lados. Sirva con el puré de manzana sobrante como cobertura.

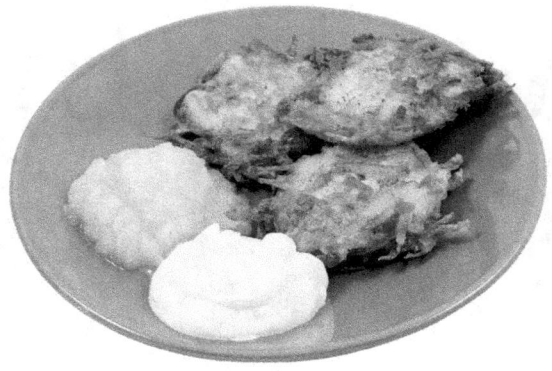

PENSAMIENTO SEXY MIENTRAS COME

La primera ley de la dietética parece ser: si sabe bien, es malo para Ud.
- Isaac Asimov –

Desayuno Sexy – Día Dieciocho

3 tazas de agua
1 1/3 tazas de avena arrollada
¼ taza de dátiles picados
2 cucharadas de almendras molidas
2 cucharadas de miel
1 banana o plátano grande, finamente rebanado
1 ½ tazas de leche descremada

En una cacerola de 2 cuartos sobre fuego medio, hervir el agua, la avena, los dátiles, almendras y miel. Hervir a fuego lento durante 5 minutos, o hasta que espese.

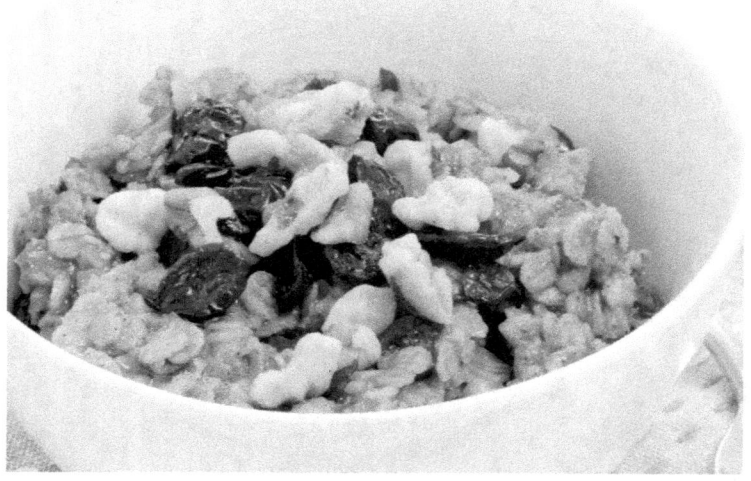

PENSAMIENTO SEXY MIENTRAS COME

La comida ha sustituido el sexo en mi vida, ahora ni siquiera entro en mis propios pantalones.
-   Anónimo –

Desayuno Sexy – Día Diecinueve

1 Mollete (muffin) inglés, trigo
1 huevo
1 rebanada de jamón libre de grasa
1 rebanada de queso libre de grasa

Fría el huevo y el jamón. Tueste el mollete (muffin) inglés, el queso y el jamón dentro del muffin y tape con la otra mitad del muffin.

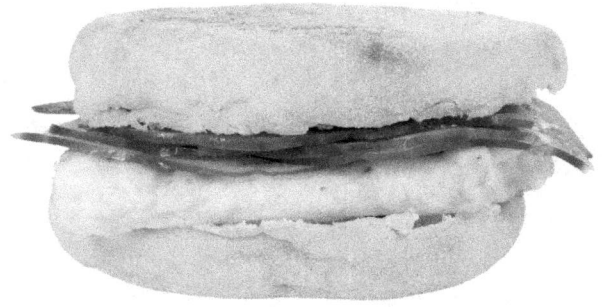

PENSAMIENTO SEXY MIENTRAS COME

¿"Por qué Sea World tiene un restaurante de mariscos? Estoy por la mitad de mi hamburguesa de pescado y me doy cuenta, Dios mío… me podría estar comiendo a un aprendiz lento".
-Lynda Montgomery-

Desayuno Sexy – Día Veinte

2 tazas de granola
2 manzanas medianas – troceadas
2 bananas o plátanos medianos – troceadas
1 taza de trozos de fresas frescas
1 taza de vainilla o yogurt sabor a fruta

Coloque granola en un tazón profundo. Mezcle fruta con una pequeña cantidad de jugo de limón. Inserte mondadientes en cada pedazo de fruta. Para servir, bañe la fruta en yogurt, por todos lados. Enrolle en la granola.

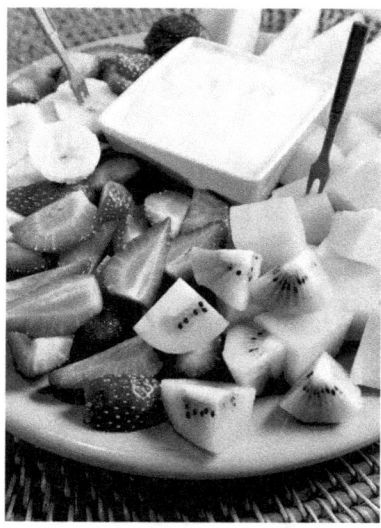

PENSAMIENTO SEXY MIENTRAS COME

"La gente sin valor vive solamente para comer y beber, la gente de valor comen y beben solamente para vivir".
-Sócrates

Desayuno Sexy – Día Veintiuno

6 crepes de harina integral (seguir la receta en la caja)
1 ½ taza de yogurt de vainilla libre de grasa
1 taza de frambuesas
1 taza de arándanos
1 cucharadita de canela

Prepare la masa para crepes. Mezcle frambuesas y canela con el yogurt. Precaliente el horno a 400°F. Cubra una fuente de horno de 9 x 13 pulgadas con aerosol para cocinar. Extienda alrededor de 2 cucharadas de relleno sobre una mitad de la parte menos atractiva del crepe. Doble la parte sin relleno sobre el relleno, luego doble el crepe por la mitad para hacer una forma de abanico. Superponga los crepes suavemente en la bandeja preparada para cocinar. Cubra los crepes con papel de aluminio y hornee hasta que se caliente, 15 a 20 minutos. Sirva con crema batida de bajo contenido graso.

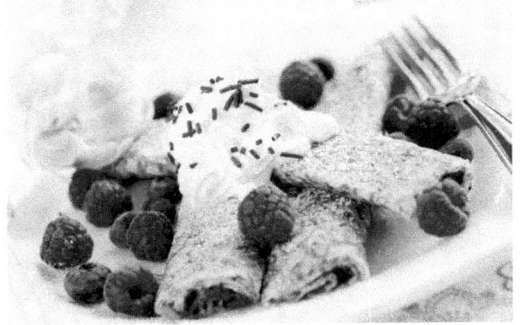

PENSAMIENTO SEXY MIENTRAS COME
"Coma lo que le guste y deje que la comida se pelee dentro"
-Mark Twain -

Almuerzo Sexy

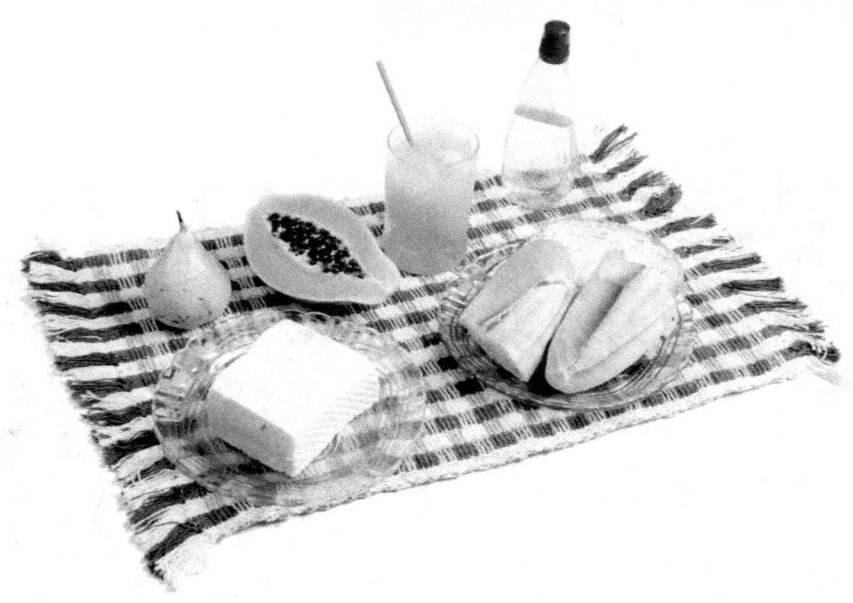

ALMUERZO SEXY – DÍA UNO

2 tazas de espinaca
1/3 taza de tomates, cortada en dados
1/3 taza de mandarina, rebanada
1/3 taza de piñones
1/3 de aguacate o palta, rebanado
1 cucharada de Aceite de Oliva extra virgen
½ cucharada de jugo de limón

¡Mezcle y revuelva todos los ingredientes mencionados y a disfrutar!

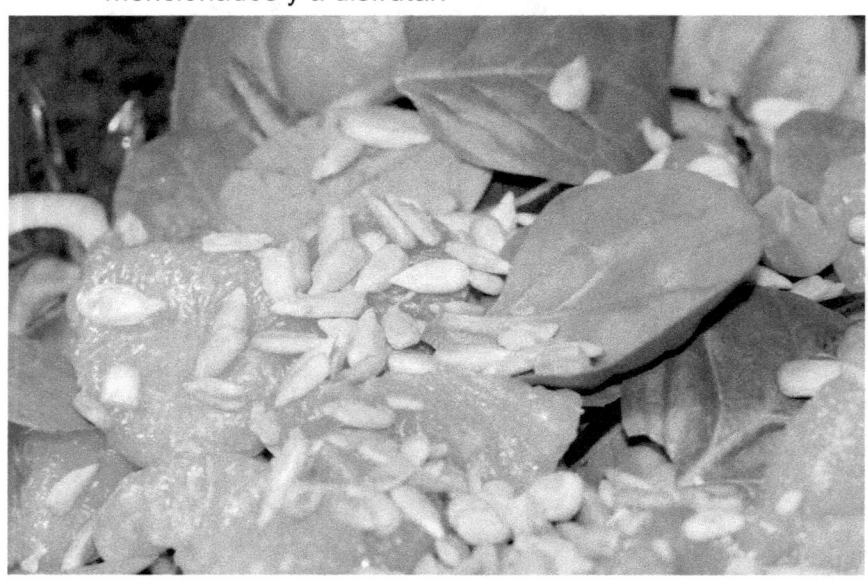

PENSAMIENTO SEXY MIENTRAS COME
Más gente muere en los Estados Unidos por demasiada comida que por muy poca.
-John Kenneth Galbraith-

ALMUERZO SEXY – DÍA DOS

2 rebanadas de pan multi-cereal
2 rebanadas de pavo libre de grasa
½ taza de repollo
Aguacate o palta en rodajas
2 rebanadas de tocino de pavo libre de grasa
½ cucharada de aliño Ranch libre de grasa

Esparza el aliño Ranch sobre ambas rodajas de pan. Colocar el pavo, el repollo, el tocino, lechuga y aguacate y cerrar con el pan restante.

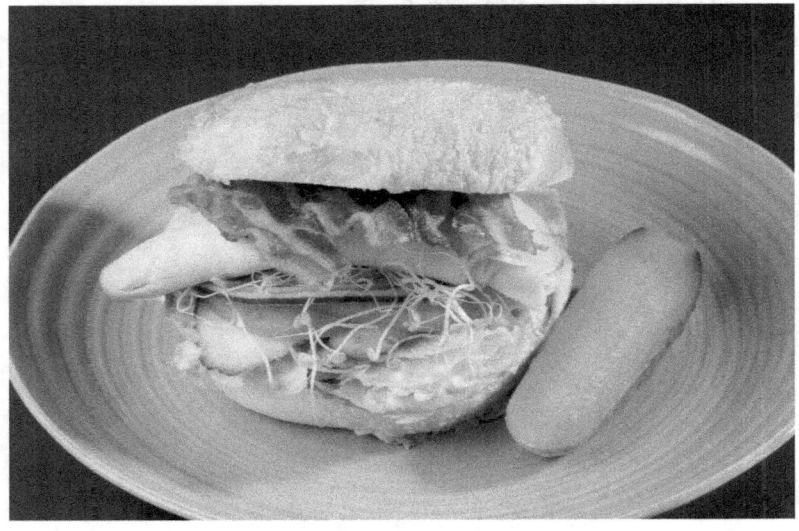

PENSAMIENTO SEXY MIENTRAS COME

La única manera de adelgazar es volver a establecer un propósito en la vida.
-Cyril Connolly-

ALMUERZO SEXY – DÍA TRES

1 cucharada de queso crema libre de grasa
2 rodajas de pavo libre de grasa
2 rodajas de aguacate
Desvenado y sin semillas ají Serrano cortado1
tajada de pimiento morrón rojo
1 tortilla grande de maíz

Esparza el queso crema libre de grasa sobre la
tortilla y una capa de pavo, aguacate, ají serrano y
pimiento morrón rojo. Enrollar apretadamente y
cortar en rebanadas de 2´´.

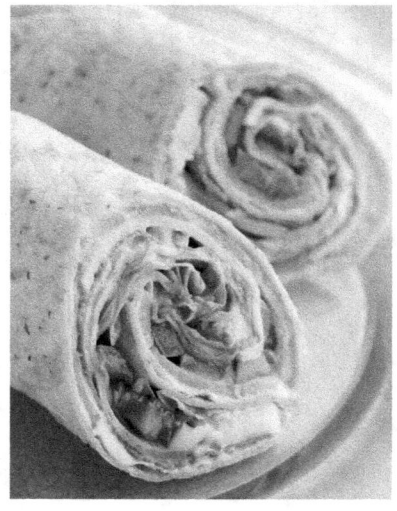

PENSAMIENTO SEXY MIENTRAS COME

*Al comer, un tercio del estómago debe llenarse
con comida, un tercio con agua y el tercero
dejarlo vacío
-Talmud*

ALMUERZO SEXY – DÍA CUATRO

2 rebanadas de tostada de maíz
½ taza de atún
1 cucharada de mayonesa libre de grasa
1 apio, cortado
Cebollas cortadas
Tomatitos cherry, en rodajas
½ cucharada de mostaza picante

Mezcle el apio, mayonesa, mostaza, cebollas con el atún y esparza sobre las rebanadas de tostada.

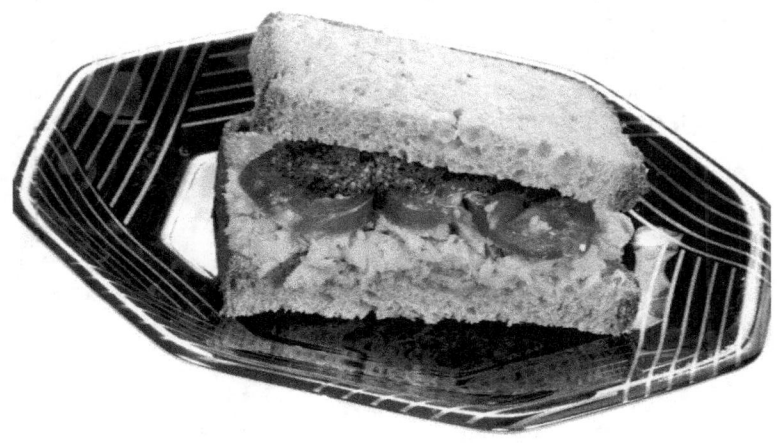

PENSAMIENTO SEXY MIENTRAS COME

*Aliméntate con moderación y desafía al médico
-James Howell-*

ALMUERZO SEXY – DÍA CINCO

¾ libra de langostino cocido
1 mango grande, sin semillas, pelado y en cubos
¼ de taza de cebollas verdes en rodajas
1 cucharada de salsa de pescado
Jugo de 1 lima grande
2 cucharadas de agua
1 cucharadita de pimiento verde jalapeño picado
4 tazas de espinaca
4 tomates chicos maduros, cortados en trozos

Coloque los langostinos, el mango, las cebollas verdes en un tazón mediano. Mezcle la salsa de pescado, jugo de limón, jalapeño, tomate y el pimiento verde picado. Vierta la mezcla de langostino y mango sobre la espinaca.

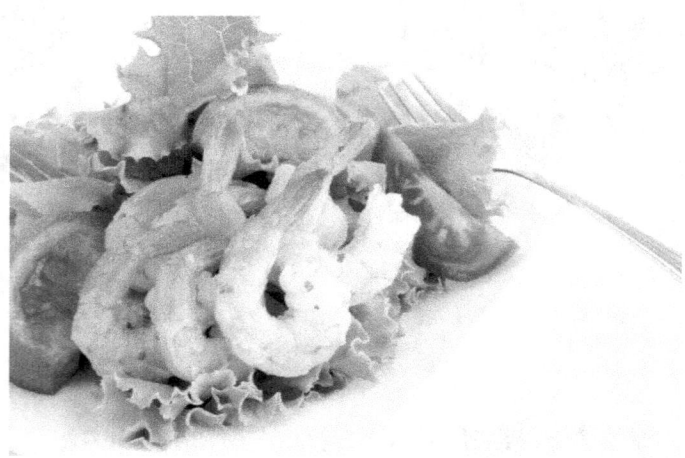

PENSAMIENTO SEXY MIENTRAS COME

Tu cuerpo es el equipaje que debes llevar durante la vida. Cuanto más exceso tenga el equipaje, más corto es el viaje.
-Arnold H. Glasgow

ALMUERZO SEXY – DÍA SEIS

1/2 taza de yogurt natural
¼ de taza de pepino finamente picado
¼ cucharada de menta seca, machacada
4 panes redondos de pita
4 hojas de lechuga
6 onzas de pechuga de pollo cocido en rodajas finas
1 tomate chico, en rodajas finas
1 jalapeño en rodajas finas
1/3 de taza de queso en feta de bajo contenido graso desmenuzado

Para el aliño: en un pequeño tazón, mezcle el yogurt, el pepino y la menta. Aparte. Para el sándwich: coloque una pita redonda sobre el plato. Llene con lechuga, pollo, tomate, jalapeño y queso en feta. Vierta el aliño.

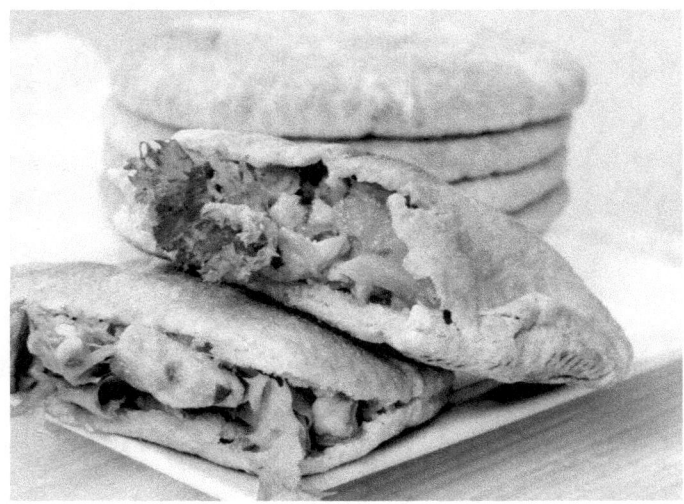

PENSAMIENTO SEXY MIENTRAS COME
Los vegetales son una obligación en una dieta.
Sugiero torta de zanahoria, pan de zapallito y pastel de calabaza. -Jim Davis

ALMUERZO SEXY – DÍA SIETE

4 pechugas de pollo sin hueso ni piel, cocidas
1 tallo de apio, en cortado en cubos
4 cebollas verdes, picadas
1 manzana, pelada, sin corazón y en cubos1/3 de taza de pasas de uva rubias
1/3 de taza de uvas verdes sin semillas, en mitades
¼ de taza de pacanas tostadas picadas
1/8 cucharadita de pimienta negra picada
½ cucharadita de polvo de curry
¾ de taza de mayonesa libre de grasa
4 pitas redondas grandes de harina integral, cortadas por la mitad

En un tazón grande, mezcle el pollo, apio, cebolla, manzana, pasas de uva, uvas, pecanas, pimienta, polvo de curry y mayonesa. Mezcle todo junto y sirva sobre el pan de pita.

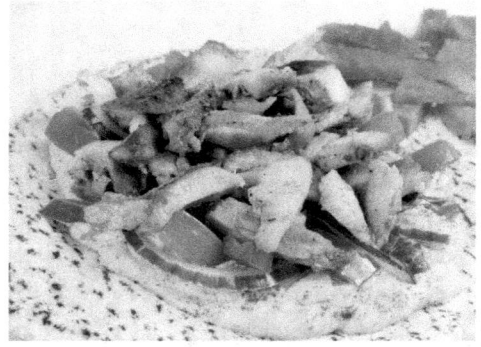

PENSAMIENTO SEXY MIENTRAS COME
El que come hasta enfermar debe ayunar hasta ponerse bien
-Proverbio Inglés

ALMUERZO SEXY – DÍA OCHO

2 cucharaditas de aceite de oliva extra virgen
4 mitades de pechuga de pollo sin piel ni hueso
1 cucharada de condimento para fajita
¼ taza de mayonesa libre de grasa
1 pizca de pimiento rojo machacado
3 cucharadas de cilantro (*culantro*) fresco picado
1 cucharadita de cáscara de lima fresca
1 cucharada de jugo de lima fresco
Masa de pan de trigo para pizza, cortada en mitad (cocida)
1 tomate mediano maduro, en rodajas finas
½ taza de espinaca recortada

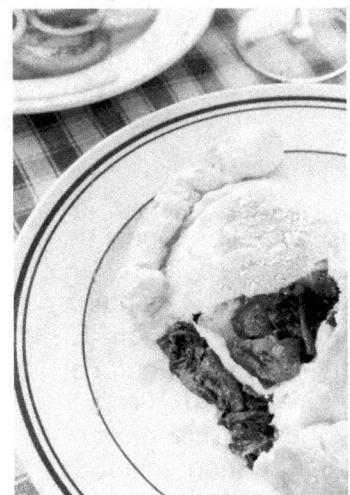

Caliente aceite en una sartén anti-adherente sobre calor medio. Roció sobre ambos lados del pollo el condimento para fajita y pimiento rojo machacado. Agregue el pollo a la sartén, cocine 2 minutos de cada lado hasta que esté hecho. Cortar en rebanadas. Mientras se cocina el pollo, mezcle la mayonesa, el cilantro, cáscara y jugo; untar sobre el pan de manera pareja. Coloque el pollo sobre la mitad del pan; cubra con tomate y espinaca. Doble con la otra mitad del pan. Cortar en 4 trozos.

PENSAMIENTO SEXY MIENTRAS COME
El sexo es bueno, pero no tan bueno como el maíz fresco y dulce.
-Garrison Keillor-

ALMUERZO SEXY – DÍA NUEVE

4 filetes de salmón
4 tajadas de (6 pulgadas) de pan de maíz
1 taza de repollo (*col*) cortado en tiras
4 cucharadas de mayonesa libre de grasa
¼ taza de especia Cajun preparada

Mezcle la mayonesa con 1 cucharadita de especia Cajun. Pruebe agregue más especia Cajun como fuera necesario y separar. Rociar levemente ambos lados del salmón con aerosol de 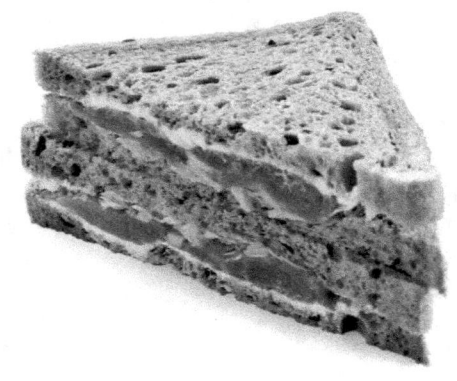 aceite para cocinar y espolvoree con la especia de Cajun sobrante. Coloque el salmón en la sartén caliente hasta ennegrecer; cocine 2 a 3 minutos sobre un lado, de vuelta y termine la cocción. El tiempo de cocción variará teniendo en cuenta el grosor del pescado y el calor de la sartén. Vierta 1 cucharada de mezcla de mayonesa sobre el pan. Cubra con un filete de salmón ennegrecido, 2 rodajas de tomate y ¼ de taza de repollo cortado en tiras.

PENSAMIENTO SEXY MIENTRAS COME
Para que el pescado tenga buen gusto, debe nadar tres veces – en agua, en manteca y en vino.
-Proverbio Polaco-

ALMUERZO SEXY – DÍA DIEZ

¾ taza de mayonesa
2 cucharadas de cebolla morada picada
1 cucharada de chiles chipotles enlatados picados
1 cucharada de alcaparras sin agua
1 ½ libras de pavo magro picado
6 pancitos de hamburguesas de harina integral
6 rodajas de cebolla morada
6 rodajas de tomate
Queso en fetas libre de grasa (Pepper Jack)
Lechuga

Batir primero los 4 ingredientes en un pequeño tazón. Mezcle el pavo picado minuciosamente. Forme hamburguesas de pavo de ½ pulgada de grosor. Haga a la parilla las hamburguesas hasta que estén cocidas, alrededor de 5 minutos por lado. Haga a la parilla los pancitos hasta que estén tostados. Rocíe 1 cucharada de salsa sobre cada mitad del pancito. Cubra con 1 hamburguesa, luego 1 cucharada de salsa. Cubra cada una con 1 rodaja de cebolla, 1 rodaja de tomate, y luego la lechuga.

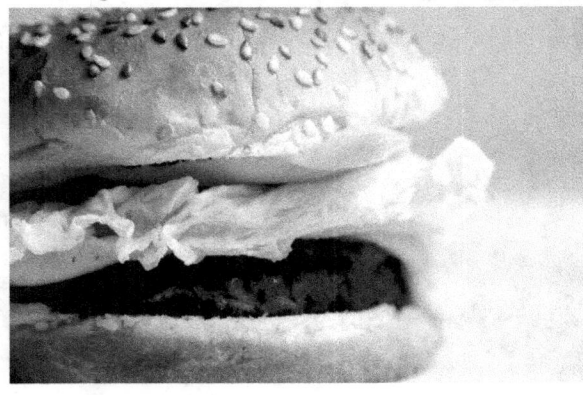

ALMUERZO SEXY – DÍA ONCE

2 cubos granulados de caldo sabor a pollo
½ cucharadita de mostaza seca
½ taza de agua hirviendo
1 diente de ajo, machacado
2 cucharaditas de salsa inglesa
1 cucharadita de orégano entero seco
½ cucharada de páprika, opcional
2 chorritos de salsa picante
2 libras de pechuga de pollo sin hueso, con piel y cortado en tiras

Disuelva los cubos granulados de caldo y la mostaza en agua hirviendo, agregue ajo, salsa inglesa, orégano, salsa picante y páprika. Coloque las tiras de pollo en una cacerola de 1 ½. Vierta la mezcla de hierbas sobre el pollo. Cocine en el microonda a temperatura alta durante 10 minutos revolviendo cada 5 minutos. Hasta que el pollo está completamente cocido.

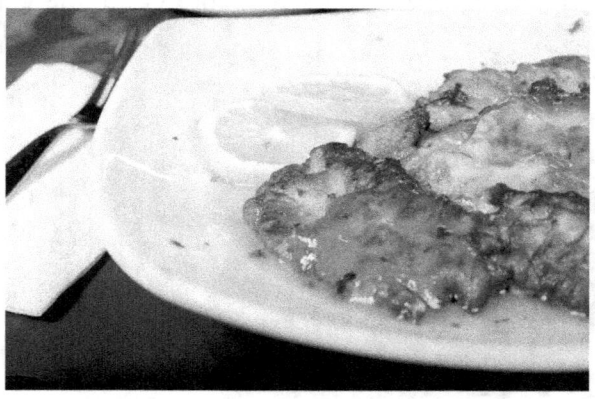

PENSAMIENTO SEXY MIENTRAS COME
No soy glotona – soy una exploradora de la comida.
-Emma Bombeck-

ALMUERZO SEXY – DÍA DOCE

½ taza de yogurt natural
2 cucharadas de mayonesa libre de grasa
1 cucharada de jugo de mango
2 cucharaditas de jugo de lima
1 cucharadita de miel
¼ de cucharadita de polvo de curry
2 cucharaditas de aceite de oliva
1 cucharada de pimientos rojos picados
1 pimiento morrón rojo, en rodajas
1 pimiento morrón verde, en rodajas
1 cebolla morada chica, en rodajas
8 rebanadas de pan de trigo integral
4 Oz de queso Jalapeño de bajas calorías, en fetas
1 tomate mediano, en rodajas

Mezcle el yogurt, la mayonesa, el mango, el jugo
de lima, la miel, y el polvo de curry. Separe. En una
sartén anti-adherente, caliente aceite y agregue los
pimientos y la cebolla morada, revolviendo
constantemente hasta que se tornen tiernos. Pre-

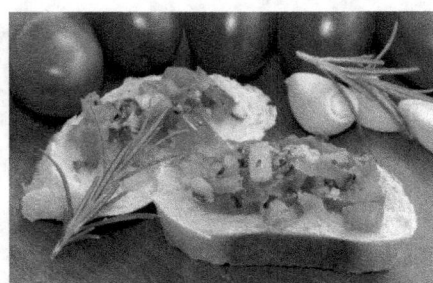

calentar la
parrilla, coloque
las rebanadas
de pan sobre
una bandeja
para cocinar, y
vierta la mezcla
sobre cada
rebanada.

Cubra con los pimientos, la cebolla, el queso y los
tomates, y ponga todo sobre la parrilla hasta que el
queso se derita.

PENSAMIENTO SEXY MIENTRAS COME
*Cocino con vino, incluso a veces lo agrego a la
comida. -W.C. Fields*

ALMUERZO SEXY – DÍA TRECE

Pan de pizza de maíz
1 ½ salsa de tomate enlatada
2 tazas de queso libre de grasa
Pepperoni (tipo de salame) de bajo contenido
graso
1 pimiento morrón verde, en rodajas

Verter la salsa, espolvorear queso y cubrir con
pepperoni y pimiento morrón verde.

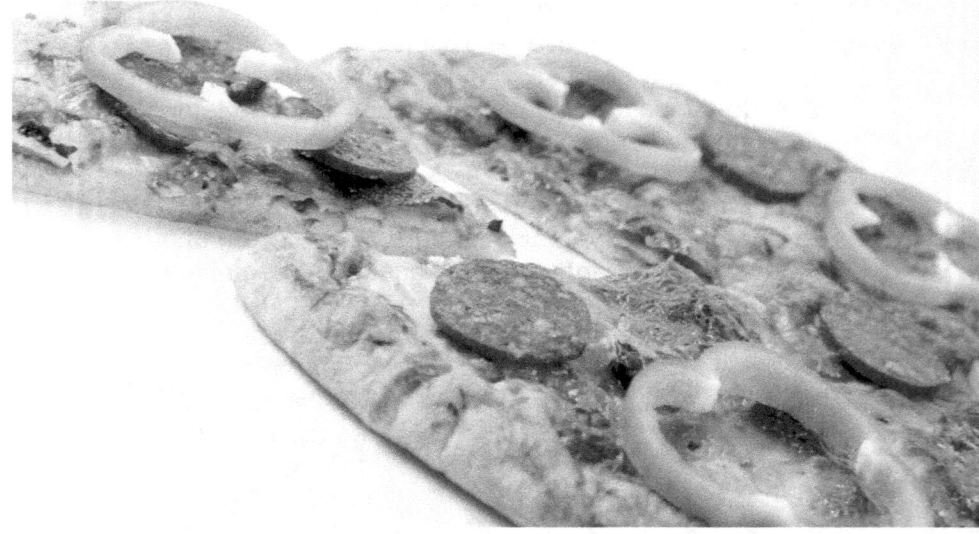

PENSAMIENTO SEXY MIENTRAS
COME

Lo mejor es cortar la pizza en cuatro porciones
porque no tengo hambre suficiente para comer
seis
-Yogi Berra-

ALMUERZO SEXY – DÍA CATORCE

2 panes de harina integral
1 lata de atún en agua
1 cucharadita de mostaza de Dijon
½ cebolla morada, picada
1 tallo de apio, picado
Un par de rodajas de pepino

Tueste el pan y llénelo con atún y con el resto de
los ingredientes. Cubra con la otra rebanada del
pan.

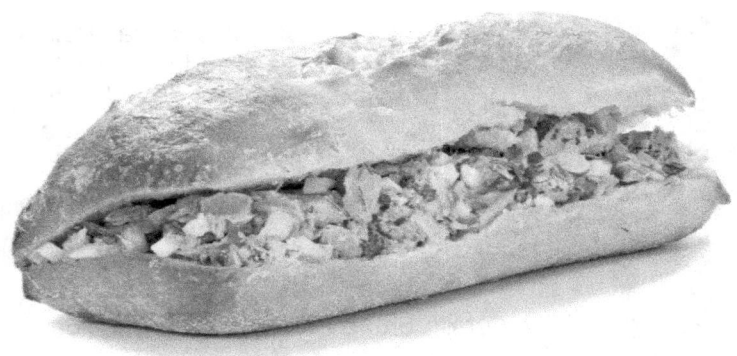

PENSAMIENTO SEXY MIENTRAS COME

*Un buen cocinero es un regalo peculiar de los
dioses. Debe ser una criatura perfecta desde el
cerebro hasta el paladar, del paladar hasta la
punta de los dedos.*
-Walter Savage Landor

ALMUERZO SEXY – DÍA QUINCE

2/3 taza de zanahoria en rodajas
½ taza de cebolla cortada en cubos
1 cucharadita de ajo machacado
3 tazas de caldo de verduras
1 ½ tazas de repollo (*col*) verde cortado en cubos
½ taza de arvejas verdes
1 cucharada de pasta de tomate
½ cucharadita de albahaca seca
¼ cucharadita de orégano seco
¼ cucharadita de sal
½ taza de zapallitos cortado en cubos
Salsa de Tabasco

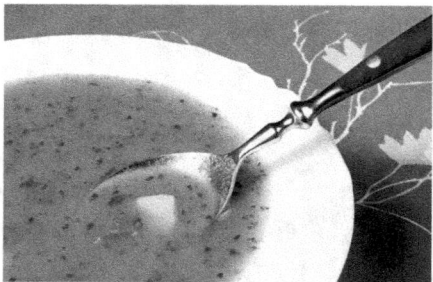

En una cacerola grande, rocíe con aerosol anti-adherente, para cocinar sofría la zanahoria, la cebolla y el ajo a fuego lento hasta que se ablande, alrededor de 5 minutos. Agregue el caldo, el repollo, las arvejas, la pasta de tomate, la albahaca, el orégano y la sal, y póngalo a hervir. Revuelva los zapallitos y caliente alrededor de 4 minutos. Sirva caliente y agregue un chorrito de salsa de Tabasco.

PENSAMIENTO SEXY MIENTRAS COME
El hombre es lo que come.
-Proverbio Alemán-

ALMUERZO SEXY – DÍA DIECISEIS

1 jarra de salsa chica, su opción de sazón
1 15 Oz de frijoles rojos, escurridos
1 15 Oz de maíz enlatado
Galletas de harina integral
¼ taza de queso libre de grasa
Pimientos rojos machacados

Caliente todo en una cacerola y cubra con queso. Comer con galletas.

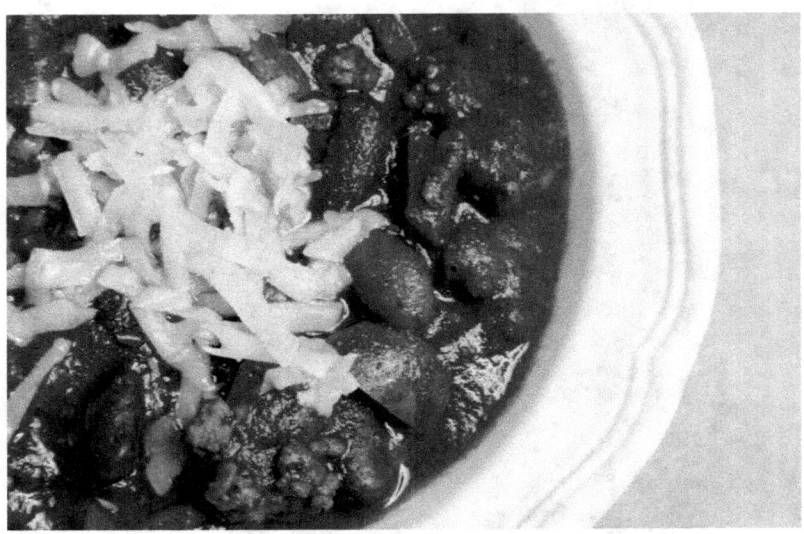

PENSAMIENTO SEXY MIENTRAS COME

Fervet olla, vivit amicitia: Mientras la olla hierve, perdura la amistad.
(Significa que quien ofrece buenas cenas tiene muchos amigos)
-Proverbio Latino-

ALMUERZO SEXY – DÍA DIECISIETE

Tortillas de harina integral
1 taza de queso cheddar de bajo contenido graso desmenuzado
1 taza de pechuga de pollo sin hueso ni piel desmenuzada, cocinada

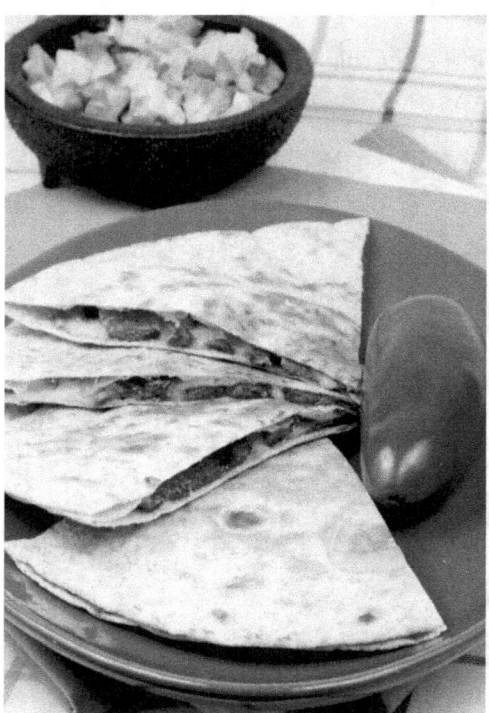

Pico de gallo picante o salsa

Coloque las tortillas sobre una fuente para servir. Esparza 1 taza de queso cheddar de bajo contenido graso sobre una de las tortillas. Luego agregue pechuga de pollo sin hueso ni piel desmenuzada al queso, la salsa y la tortilla. Coloque la segunda tortilla de maíz encima de lo que ya tiene. Coloque la quesadilla en el microonda durante 30-45 segundos o hasta que el queso se haya derretido.

PENSAMIENTO SEXY MIENTRAS COME
Una buena comida hace que un hombre se sienta más caritativo hacia el mundo que cualquier sermón.
-Arthur Pendenys –

ALMUERZO SEXY – DÍA DIECIOCHO

2 pechugas de pollo cocidas, sin hueso ni piel
1 lata de tomates (sin escurrir)
1 pimiento morrón verde, troceado
1 pimiento morrón rojo, troceado
1 cebolla, troceada
1 cucharadita de ajo machacado
1 tomate, en rodajas
Tortillas de harina integral
Crema ácida libre de grasa
Queso libre de grasa
Salsa picante

A fuego medio, sofría los pimientos morrones y la cebolla en la sartén con aceite de oliva. Agregue el ajo machacado, el tomate en rodajas y la lata de tomate. Mientras se están cocinando los ingredientes mencionados, corte en tiras y agregue el pollo cocido a la sartén. Cocine hasta que el jugo del tomate se haya espesado. Coloque el relleno de la fajita en el medio de su tortilla caliente y sirva. Cubra con salsa de crema ácida y queso en tiras, si lo desea.

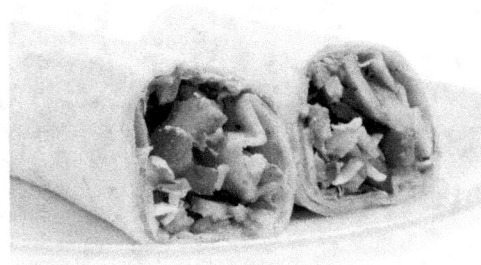

PENSAMIENTO SEXY MIENTRAS COME
El descubrimiento de un nuevo plato hace más para la felicidad de la humanidad que el descubrimiento de una estrella.
-Anthelme Brillart-Savarin

ALMUERZO SEXY – DÍA DIECINUEVE

1 libra de pavo molido
1 cebolla, picada
1 pimiento morrón verde o rojo, picado
1 cucharadita de ajo machacado
½ cucharadita de pimienta de cayena
1 cucharada de puré de tomate
2 cucharadas de migas de pan integral
1 huevo

Mezcle todos los ingredientes juntos en un tazón y deje en reposo durante 2 horas. Luego divida la mezcla en 6 partes iguales, moliéndolas como "pequeñas hamburguesas". Ponga en la parrilla hasta que se cocine. Utilice pancitos de trigo como pan.

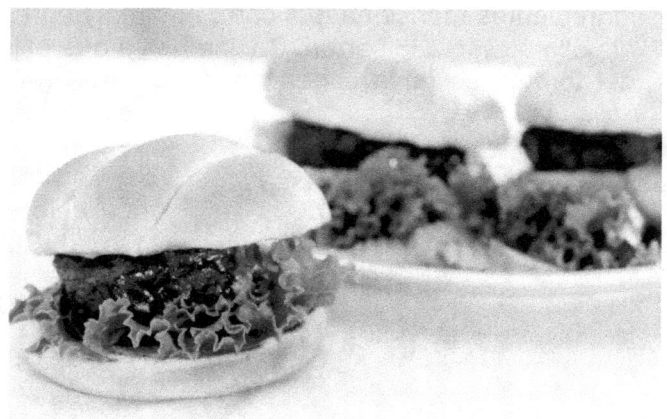

PENSAMIENTO SEXY MIENTRAS COME
Un estómago hambriento rara vez desprecia una comida
-Horace-

ALMUERZO SEXY – DÍA VEINTE

½ taza de caldo de pollo de bajo contenido de sodio
2 cucharadas de jugo de limón
Pasta de trigo cocida
1 cucharadita de cáscara de naranja y jugo
Perejil fresco picado
1 diente de ajo, machacado
1/8 cucharadita de pimiento
3 tazas de hinojo finamente cortado
2 cucharaditas de queso Parmesano

En una sartén anti-adherente de 10 pulgadas mezcle el caldo, el jugo de limón, la cáscara de limón, la cáscara de naranja, el perejil, el ajo y el pimiento; cubra y ponga hervir. Agregue hinojo y

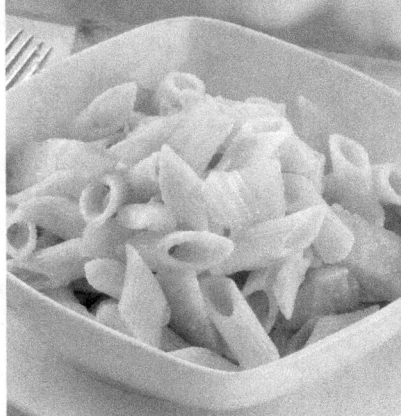

reduzca el fuego a medio; cubra y cocine, revuelva frecuentemente, hasta que el hinojo se torne tierno-crujiente, 3 a 4 minutos. Agregue la pasta. Espolvoree el queso.

ALMUERZO SEXY – DÍA VEINTIUNO

Tortilla de harina integral
3 Oz de pollo desmenuzado, pre cocido
2 cucharadas de salsa picante para taco
Queso libre de grasa desmenuzado
Jalapeños en rodajas
Cebollas en rodajas
2 cucharadas de pico de gallo
1 cucharada de crema ácida libre de grasa

Haga un par de pequeños agujeros en una tortilla y hornee a 400 grados durante 4 minutos por lado. Vierta la salsa para taco sobre la tortilla. Luego cubra con pollo desmenuzado, los jalapeños, cebollas, queso, y pico de gallo. Luego hornee durante otros 2 minutos o hasta que el queso se haya derretido. Sirva con crema ácida (opcional).

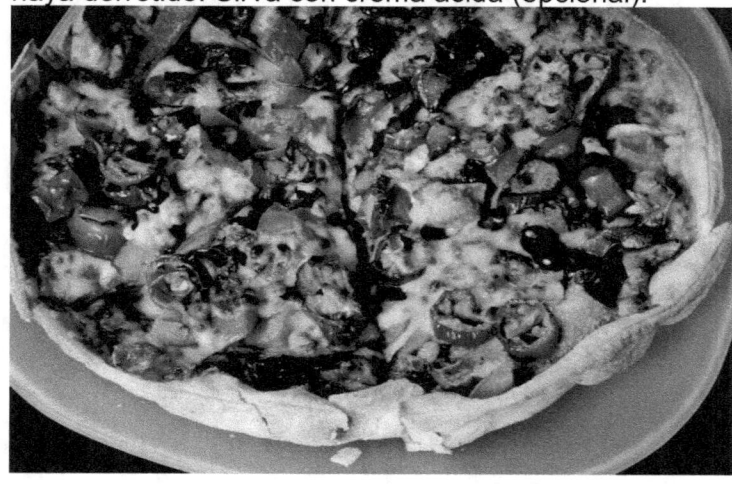

PENSAMIENTO SEXY MIENTRAS COME
Yo vengo de un hogar donde la salsa es una bebida
-Emma Bombeck

CENA SEXY

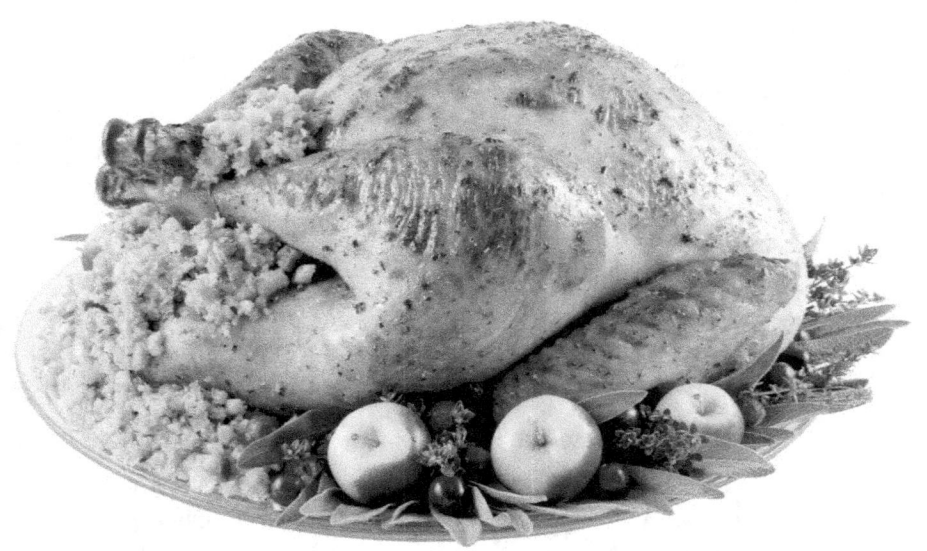

Cena Sexy – Día Uno

1/4 taza de crema ácida reducida en grasa
3 cucharadas de vinagre sabor a fruta
1 ½ cucharadita de semilla de girasol
Pimienta molida fresa para dar sabor
8 tazas de mezcla de verduras verdes o espinaca
2 tazas de pechuga de pollo cocida en tiras
2 tazas de melón cortado
¼ taza de nueces picadas
¼ taza de queso en feta de bajo contenido graso desmenuzado

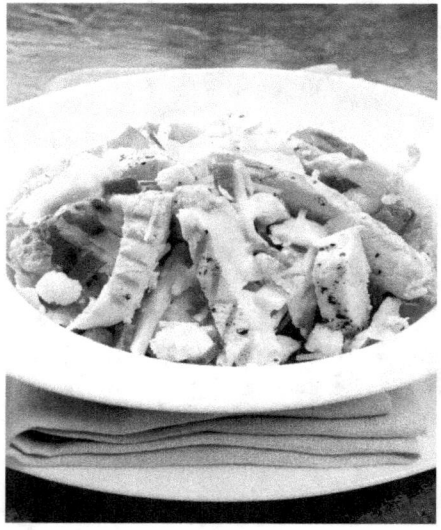

Bata la crema ácida, el vinagre, las semillas de girasol, y el pimiento en un tazón grande hasta suavizar. Agregue las verduras verdes y mezcle para cubrir. Divida entre 4 platos y cubra con pollo, melón, nueces y queso.

PENSAMIENTO SEXY MIENTRAS COME
En general, la humanidad, desde la mejora en la cocino, come dos veces más que lo que la naturaleza requiere.
-Benjamín Franklin-

Cena Sexy – Día Dos

Salsa verde:
½ taza de perejil fresco picado
1 ½ cucharadas de alcaparras, escurridas
1 diente de ajo, pelado y machacado
1 cucharada de aceite de oliva extra virgen
1 cucharada de jugo de limón
1 cucharada de agua
1 cucharadita de pasta de anchoa
Pollo:
4 pechugas de pollo en mitades sin hueso ni piel
1 cucharadita de aceite de oliva extra virgen
1/8 cucharadita de sal

* **Para preparar la salsa verde:** Mezcle el perejil, las alcaparras y el ajo en una licuadora o procesador de alimentos, procese hasta que esté finamente picado. Agregue aceite, jugo

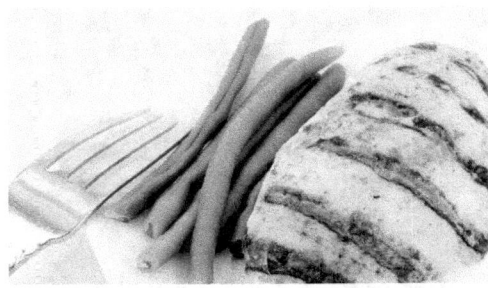

de limón, agua y pasta de anchoa y procese hasta que se mezcle.
* **Para preparar el pollo:** Frote el pollo con aceite y condiméntelo. Poner en la parrilla hasta que no esté rosado por dentro, 3 a 4 minutos por lado. Sirva con salsa verde. Sirva con chauchas o vainitas.

PENSAMIENTO SEXY MIENTRAS COME
Cuanto más come, menos sabor, cuanto menos come, más sabor

Cena Sexy – Día Tres

2 cucharadas de jugo de lima
1 cucharada de aceite de canola
½ cucharadita de pimiento rojo picado
1 libra de langostino chico cocido y pelado
1 taza de pimiento morrón rojo, amarillo y/o naranja en rodajas
1 taza de pepino con semilla finamente cortado
¼ taza de albahaca picada mezclada con cilantro (*culantro*) y cebolla morada

Bata el jugo de limón, el aceite y el pimiento rojo picado en un tazón grande. Agregue el langostino, el pimiento morrón, la cebolla, el pepino y las hierbas frescas, vierta para cubrir. Sirva con arroz integral.

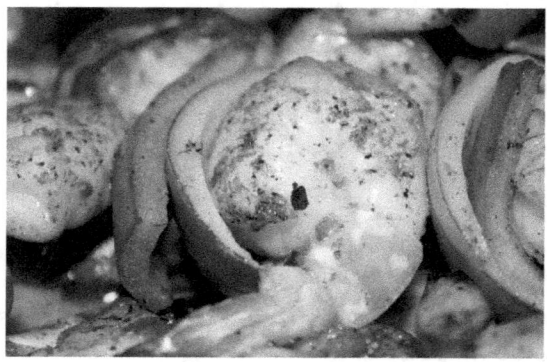

PENSAMIENTO SEXY MIENTRAS COME

Químicos, n: sustancia nociva de la cual se hacen las comidas modernas

Cena Sexy – Día Cuatro

1 ½ taza de pasta penne de harina integral cocida
1/3 nueces picadas
1 cucharada de ajo
2 cucharadas de aceite de oliva extra virgen
½ cucharada de queso parmesano
1 pizca de albahaca
½ cucharada de aceitunas negras en rodajas

¡Mezcle todos los ingredientes juntos en una licuadora. Vierta sobre la pasta cocida!

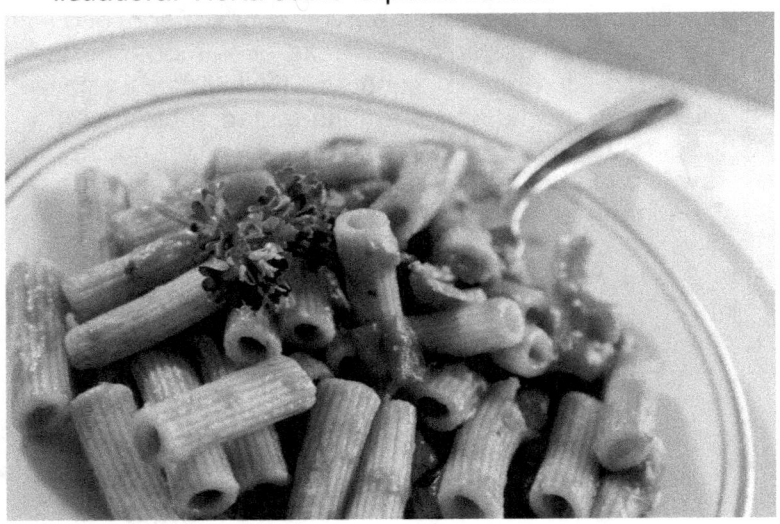

PENSAMIENTO SEXY MIENTRAS COME
El que come solo, se ahoga solo.
-Proverbio-

Cena Sexy – Día Cinco

Filetes de salmón
1 taza de vino blanco seco, dividida en dos mitades
2 cucharadas de aceite de oliva extra virgen
1 chalote (*cebollino*) grande, picado
2 cucharadas de jugo de limón
4 cucharaditas de alcaparras, escurridas
¼ taza de crema ácida libre de grasa

Coloque el salmón en una sartén grande. Agregue ½ taza de vino y suficiente agua como para cubrir el salmón. Lleve a un hervor sobre fuego alto. Reduzca a fuego lento, de vuelta el salmón, cubra y cocine durante 5 minutos. Quite del fuego. Mientras, caliente aceite en una sartén sobre fuego medio-alto. Agregue el chalote y cocine, revolviendo hasta que esté aromático, alrededor de 30 segundos. Agregue la ½ taza de vino restante; hierva hasta que se reduzca levemente, alrededor de 1 minuto.

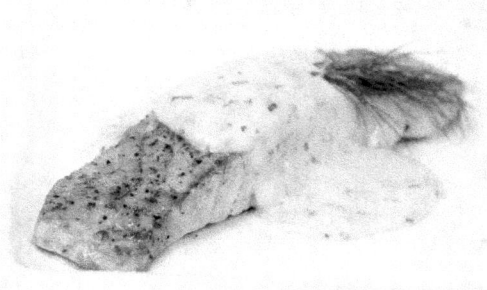

Revuelva en jugo de limón y alcaparras; cocine 1 minuto más. Quite del fuego, revuelva en crema ácida. Para servir, vierta la salsa sobre el salmón. Sirva con espárragos.

PENSAMIENTO SEXY MIENTRAS COME

Una buena comida es como gran sexo. Cuando más tienes más quieres

Cena Sexy – Día Seis

1 cucharada de aceite de oliva
1 cebolla amarilla mediana, en finas rodajas
1 taza de aceitunas verdes, descarozadas y en mitades
1 chile serrano, con semilla
1 lata de tomate en cubos, sin escurrir
1/3 cucharadita de sal kosher
¼ cucharadita de pimienta negra
1 ½ libras de mero, sin la piel

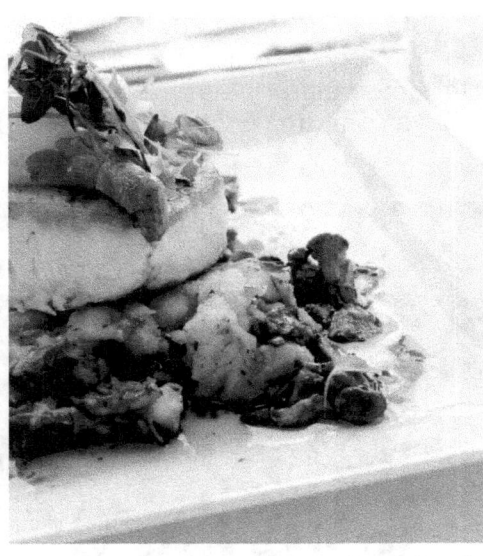

Caliente el aceite en una olla grande sobre fuego medio. Agregue la cebolla y cocine hasta que suavice, alrededor de 5 minutos. Agregue las aceitunas, el chile Serrano y los tomates. Cubra y hierva a fuego lento durante 10 minutos. Agregue, sal, pimienta y el mero en la sartén. Vierta la salsa sobre el mero. Cubra y hierva a fuego lento hasta que se cocine, alrededor de 7 minutos, Sirva con repollo.

PENSAMIENTO SEXY MIENTRAS COME
El estómago gobierna a la mente.
- Proverbio Español-

Cena Sexy – Día Siete

1 cebolla mediana, en rodajas finas
1 pimiento rojo pequeño, en rodajas
1 ¼ libras de pechuga de pollo sin hueso ni piel
2 cucharaditas de aceite de canola
1 cucharada de polvo de curry

Pre-caliente el horno a 400 grados. Rocíe una fuente para horno profunda con aerosol para cocinar. Esparza rodajas de cebolla y pimientos rojos sobre la fuente, y las pechugas de pollo arriba. Rocíe aceite sobre las pechugas de pollo y espolvoree con polvo de curry. Ase durante 20-25 minutos hasta que la temperatura interna alcance los 160-165 grados. Sirva con arroz integral.

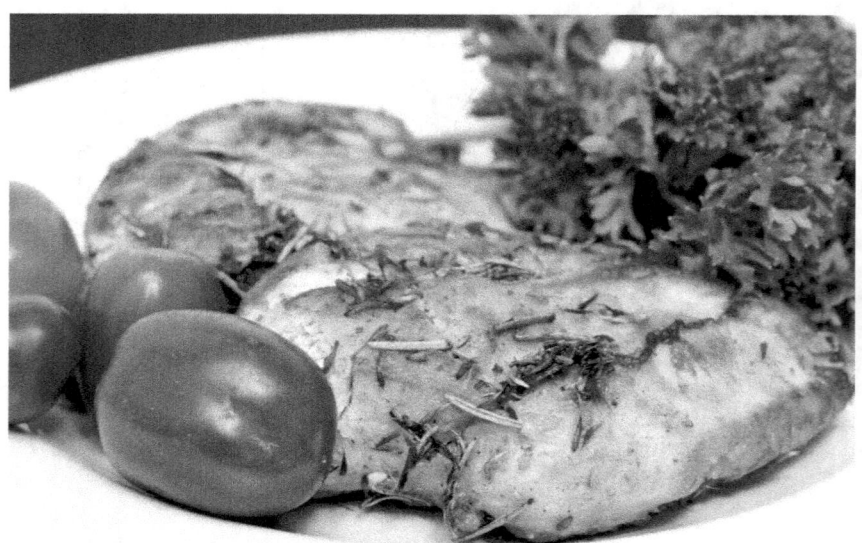

PENSAMIENTO SEXY MIENTRAS COME
Un bagel es un donut (rosquilla) sin pecado.

Cena Sexy – Día Ocho

1 ¼ libras de filetes de pargo colorado
2 cucharaditas de aceite de oliva
Jugo de 1 limón
Jugo de 1 lima
2 cucharadas de condimento de Cajun libre de sal

Coloque los filetes de pargo colorado en una bolsa hermética grande. Mezcle el aceite, el jugo de limón, el jugo de lima y el condimento de Cajun. Agregue a la bolsa. Cierre y presione para quitar el aire. Marine el pescado durante 15-30 minutos. Pre-caliente la olla. Ase el pargo colorado durante 5-8 minutos, dependiendo del grosor del pescado. Sirva con arroz blanco y arvejas.

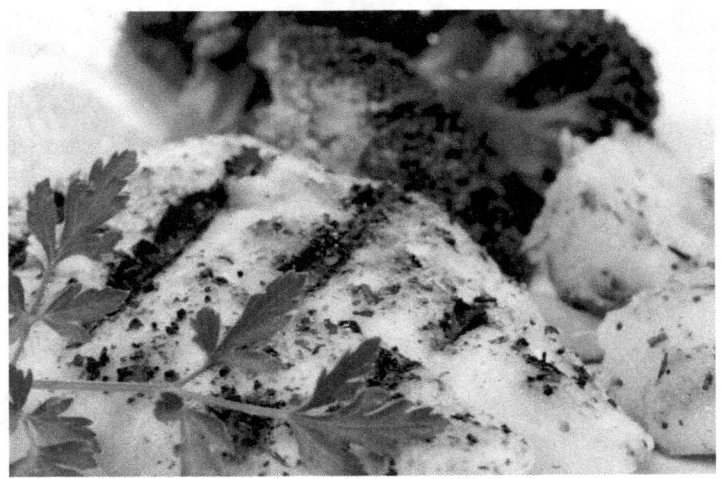

PENSAMIENTO SEXY MIENTRAS COME
En México tenemos una palabra para el sushi:
cebo.
-José Simona-

Cena Sexy – Día Nueve

1 libra de pechuga de pavo molido
1 cucharada de aceite de oliva
1 cebolla mediana, picada
3 cucharadas de polvo de chile
¼ cucharadita de cayena
¼ cucharadita de comino molido
¼ cucharadita de orégano
2 latas de arvejas
2 15 Oz. Latas de frijoles negros
2 15 oz. Lata de salsa de tomate

Caliente aceite de oliva en una olla mediana. Agregue las cebollas picadas y cocine hasta que estén más tiernas. Agregue el pavo molido. Cocine

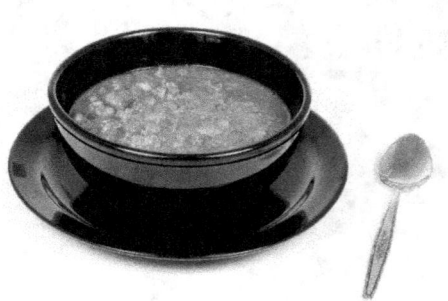

hasta que no esté más rosado. Agregue polvo de chile, cayena, el comino molido y el orégano.
Cocine con carne durante unos minutos. Agregue arvejas enlatadas (sin escurrir) y la salsa de tomate. Mezcle bien y ponga a hervir. Hierva a fuego lento durante una hora.

PENSAMIENTO SEXY MIENTRAS COME
Una moneda de cinco centavos le permitirá estar en el metro, pero el ajo le permitirá conseguir un asiento.

Cena Sexy – Día Diez

1 libra de solomillo
1 ½ cucharadas de polvo de chile
2 cucharadas de orégano seco
1 cucharada de comino molido
6 tortillas de maíz de bajo contenido graso
1 taza de crema ácida libre de grasa
1 cucharada de rábano picante preparado
6 tazas de lechuga, desmenuzada
½ cebolla morada grande, picada
1 tomate grande, picado

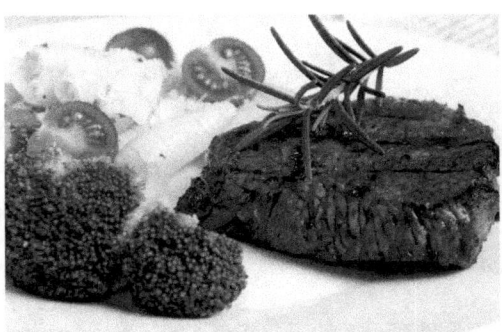

Precaliente la parrilla del horno. Corte toda la parte visible de grasa de la chuleta de solomillo. En un tazón pequeño, mezclar polvo de chile, orégano, y comino. Frote la mezcla de especias sobre ambos lados de la chuleta y deje reposar durante 15 minutos a temperatura ambiente. Ase la chuleta aproximadamente de 3 a 4 minutos por lado hasta que estén hechas.

PENSAMIENTO SEXY MIENTRAS COME
Un estómago vacío es el mejor cocinero

Cena Sexy – Día Once

½ taza de salsa de barbacoa
½ taza de agua
2 cucharadas de pasta de tomate
Pimiento fresco molida para dar sabor
1 cucharada de aceita de canola
1 cebolla mediana, picada
2 tazas de coliflor picada
2 tazas de brócoli
9 salchichas de pollo de bajo contenido graso cocidas, por la mitad y en rodajas
2 latas de alubias blancas, escurridas

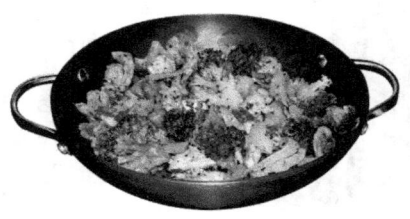

Bata la salsa de barbacoa, el agua, la pasta de tomate y la pimienta en un tazón mediano. Caliente aceite en una olla grande sobre fuego medio. Agregue la cebolla, el brócoli y la coliflor y cocine, revolviendo ocasionalmente, hasta que los vegetales estén marchitos, 3 a 5 minutos. Agregue las salchichas y cocine, revolviendo, hasta que comiencen a ponerse marrones, alrededor de 3 minutos o más. Reduzca el fuego a medio-bajo, agregue las alubias y la mezcla de salsa a la cacerola. Revuelva suavemente para mezclar, cubra y cocine hasta que se caliente, alrededor de 3 minutos. Sirva con arroz integral.

PENSAMIENTO SEXY MIENTRAS COME
Los condimentos sabrosos estimulan el apetito.

Cena Sexy – Día Doce

6 piernas de pollo, sin piel (Ud. puede usar también muslos o pechugas)
1 taza de tomates cherry, en mitades
24 dientes de ajo
1 taza de aceitunas negras
Un puñado de cilantro (*culantro*) fresco
1 cebolla, picada
1 pimiento morrón verde y rojo, en rodajas
Aceite de oliva

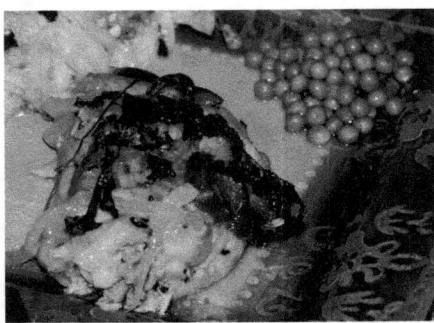

Caliente el horno a 350 grados. Condimente las presas de pollo con sal libre de sodio, y envuelva apretadamente, en una sola capa, dentro de papel aluminio para asar. Esparza encima los tomates en mitades, las aceitunas negras, los pimientos, las cebollas, el ajo y el cilantro picado. Vierta una fina línea de aceite de oliva. Cocine el plato alrededor de 90 minutos hasta que el pollo esté tierno y se salga del hueso. Sirva con guisantes.

PENSAMIENTO SEXY MIENTRAS COME
Besar no dura: pero la cocina sí.
-George Meredith

Cena Sexy – Día Trece

1 cebolla grande, en rodajas finas
1 cucharada de aceite de girasol
2 pechugas de pollo grandes, sin pellejo y en cubos
2 cucharadas de pasta de curry verde
1 taza de coco en crema
½ taza de guisantes, cocidos

Cocine la cebolla suavemente en el aceite hasta que se ablande. Agregue el pollo, luego revuelva en la pasta de curry. Hierva un poco de agua en la cacerola. Gratine el coco en crema, y revuelva en el agua hirviendo hasta que se disuelva. Vierta esta mezcla y los guisantes sobre el pollo y revuelva bien. Sirva con arroz integral

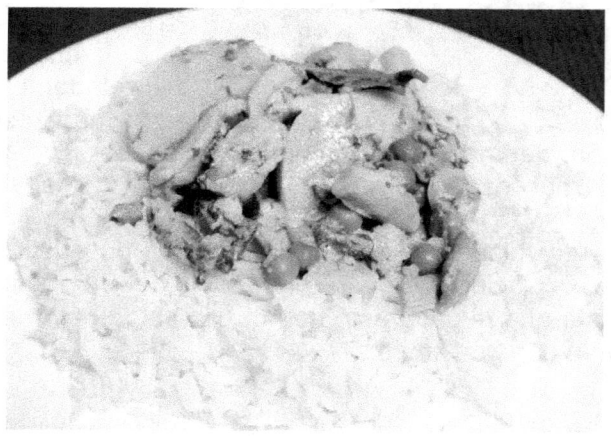

PENSAMIENTO SEXY MIENTRAS COME

Aún cuando un cocinero cocine una mosca, se quedará con la pechuga para si mismo.
-Proverbio Polac

Cena Sexy – Día Catorce

1 pollo entero
2 naranjas, cortar una en 4 pedazos y la otra por la mitad
2 cucharadas de aceite de oliva extra virgen
¼ taza de mantequilla libre de grasa o margarina saludable
1 cucharada de harina
½ taza de caldo de pollo

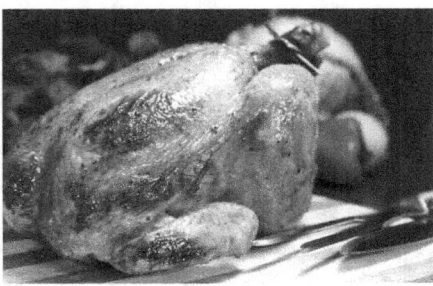

Pre-caliente el horno a 350 grados. Coloque los cuatro pedazos de naranja dentro de la cavidad del pollo. Exprima la otra naranja encima. Mezcle la mitad del jugo con el aceite de oliva y frótelo sobre la piel del pollo. Coloque en una asadera y cocine durante 75-90 minutos, rociando cada tanto hasta que la piel se dore y los jugos broten al probar con la punta de un cuchillo. Para hacer la salsa, derrita la mantequilla en una olla y revuelva en la harina. Cocine durante unos minutos, luego gradualmente revuelve en el caldo de pollo y jugo de naranja restante, revolviendo bien para incorporar el líquido en la mezcla de harina para hacer una salsa suave. Ponga a hervir, revolviendo y hierva a fuego lento durante 2-3 minutos. Corte el pollo y sirva con la salsa de naranja.

PENSAMIENTO SEXY MIENTRAS COME
Cocinar es como el amor. Debe ser celebrado, abandonado o nada de eso.

Cena Sexy – Día Quince

Pasta de maíz, sin cocinar
1 paquete de brócoli congelado
1 diente de ajo machacado
Tiras de pechuga de pollo grillada, cocida
¼ de aceite de oliva extra seco
¾ taza de queso Parmesano gratinado
1 pimiento morrón rojo

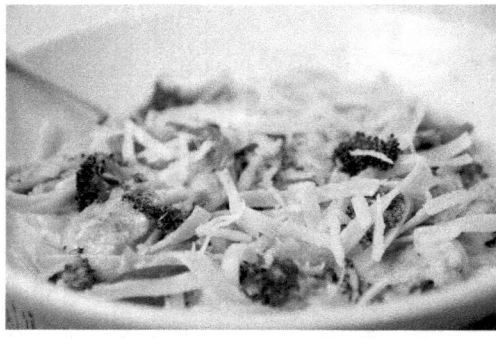

Prepare la pasta como se indica en el paquete en una olla grande, agregando el brócoli a la pasta y agua para cocción durante 5 minutos, colar. Cocine y revuelva el ajo, el pimiento y las tiras de pechuga de pollo en mantequilla en una cacerola sobre fuego medio durante 1 a 2 minutos o hasta que el ajo esté tierno pero no marrón y el pollo esté completamente caliente. Agregue la pasta y los vegetales; revuelva suavemente. Espolvoree con queso.

PENSAMIENTO SEXY MIENTRAS COME

Siento que una receta es un tema único, que un cocinero inteligente puede tocar cada vez con una variación.
-Madame Benoit

Cena Sexy – Día Dieciséis

2 bistecs, como ojo de bife, sin grasa
1 cucharadita con polvo de chile
½ cucharadita de sal kosher, dividida
1 cucharadita de aceite de oliva extra virgen
2 tomates, en cubos
2 cucharaditas de jugo de lima
1 cucharada de cilantro (*culantro*) fresco picado

Espolvoree polvo de chile sobre ambos lados y ¼ cucharadita de sal. Caliente el aceite en la sartén sobre fuego medio-alto. Agregue los bistecs y 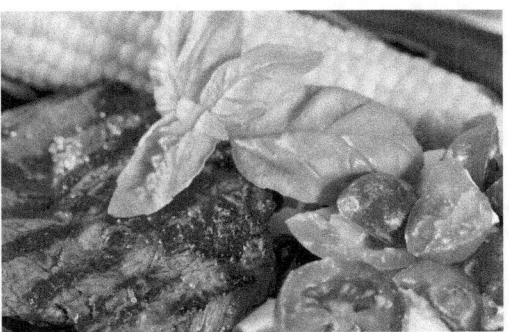 cocine, dándoles vuelta una vez, 1 a 2 minutos por lado para que queden algo hechos. Pase los bistecs a un plato, cubra con papel aluminio y deje reposar mientras prepara la salsa. Salsa: agregue los tomates, el cilantro, el jugo de lima y el ¼ de cucharadita restante de sal en la olla y cocine, revuelva a menudo, hasta que los tomates se ablanden, alrededor de 3 minutos. Sirva los bistecs cubiertos con salsa.

PENSAMIENTO SEXY MIENTRAS COME
El descubrimiento de un plato nuevo hace más para la felicidad de la humanidad que el descubrimiento de una estrella.
-Anthelme Brillat-Savarin

Cena Sexy – Día Diecisiete

1 libra de espagueti integral
½ taza de salsa de soja (*soya*) de bajo contenido sódico
2 cucharadas de aceite de sésamo
2 cucharadas de aceite de canola
2 cucharadas de jugo de lima
1 1 /2 cucharaditas con pimiento rojo machacado
1 cebolleta (*chalote*), en rodajas, dividida
4 tazas de arvejas
1 pimiento morrón rojo mediano, en rodajas finas
½ taza de semillas de sésamo tostadas
1 cucharada de pimienta de cayena

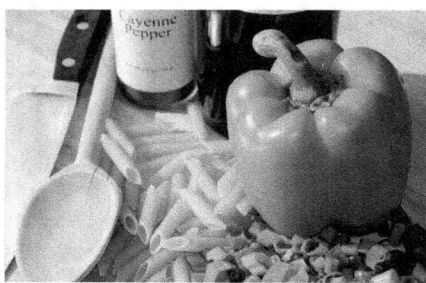

Hierva una olla grande con agua. Cocine los espagueti hasta que estén tiernos, 9 a 11 minutos o de acuerdo con las instrucciones del paquete. Cuele, escurra bajo agua fría. Mientras tanto, bata la salsa de soja, el aceite de sésamo, el aceite de canola, el jugo de lima, el pimiento rojo picado, ¼ taza de cebolletas y 2 cucharadas de cilantro. Agregue los fideos, las arvejas, la cayena y el pimiento morrón, vierta para cubrir. Para servir, mezcle con semillas de sésamo y adorne con las cebolletas y el cilantro restante.

PENSAMIENTO SEXY MIENTRAS COME

La cocina se ha convertido en un arte noble, una ciencia noble; los cocineros son caballeros.
-Robert Burto

Cena Sexy – Día Dieciocho

½ cucharadita de pimienta
1/8 cucharadita de pimienta de cayena
1/8 cucharadita de páprika
1 cucharadita de polvo de ajo
½ cucharadita de polvo de cebolla
½ cucharadita de tomillo
4 mitades de pechuga de pollo sin hueso
1 ½ cucharadas de aceite de oliva extra virgen
3 cucharadas de jugo de lima
1/3 taza de caldo de pollo de bajo contenido sódico

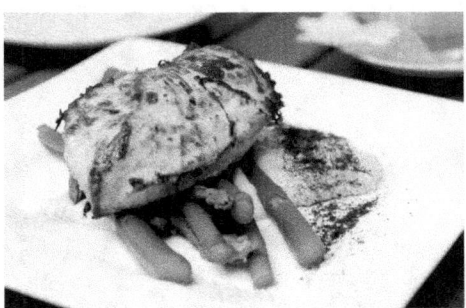

En un tazón chico, mezcle primero 6 ingredientes, rociar la mezcla sobre ambos lados de las mitades de pechuga de pollo. En una sartén, caliente el aceite de oliva sobre fuego medio-alto; sofría el pollo hasta que se dore (alrededor de 5 minutos de cada lado). Remueva de la sartén y mantenga caliente. Agregue el jugo de lima y el caldo de pollo a la sartén, batiendo todos los trozos dorados de la parte superior de la cacerola. Cocine hasta que la salsa se haya reducido levemente. Ponga nuevamente el pollo en la sartén para que se cubra completamente con la salsa. Sirva con judías verdes.

PENSAMIENTO SEXY MIENTRAS COME
La comida es nuestro terreno común, una experiencia universal

Cena Sexy – Día Diecinueve

1 pechuga de pollo, sin pellejo, cocida y en cubos
1 brocheta de madera
Pimiento morrón cortado en cubos de ¾´´
½ taza de jugo de lima
½ taza de hojas de cilantro (*culantro*), picado
½ aguacate (*palta*), pelada y cortado en cubos
½ taza de aceitunas verdes, descarozadas

Retuerza el pollo, el pimiento morrón y el aguacate. Repetir. Luego mezcle junto el jugo de lima y el cilantro y vierta sobre el shish kebab (*brochetas*). Ase hasta que el pollo esté bien cocido. Acompañe con arroz blanco y aceitunas encima.

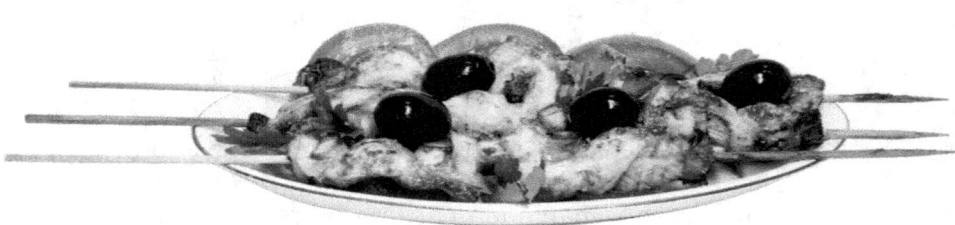

PENSAMIENTO SEXY MIENTRAS COME

El resto del mundo vive para comer, mientras que yo como para vivir.
-Sócrates-

Cena Sexy – Día Veinte

1 filete de atún, cortar el filete en rebanadas de 2´´
1 cucharadita de salsa de soja (*soya*)
1 cucharada de jugo de piña
2 cucharadita de aceite de semilla de sésamo
½ cucharadita de wasabi

En un tazón mezcle todos los ingredientes juntos y coloque en el tazón y a marinar durante 15 minutos. Ase el pescado durante 3 minutos de cada lado o más si Ud. lo prefiere bien cocido. Acompañe el plato con vegetales al vapor.

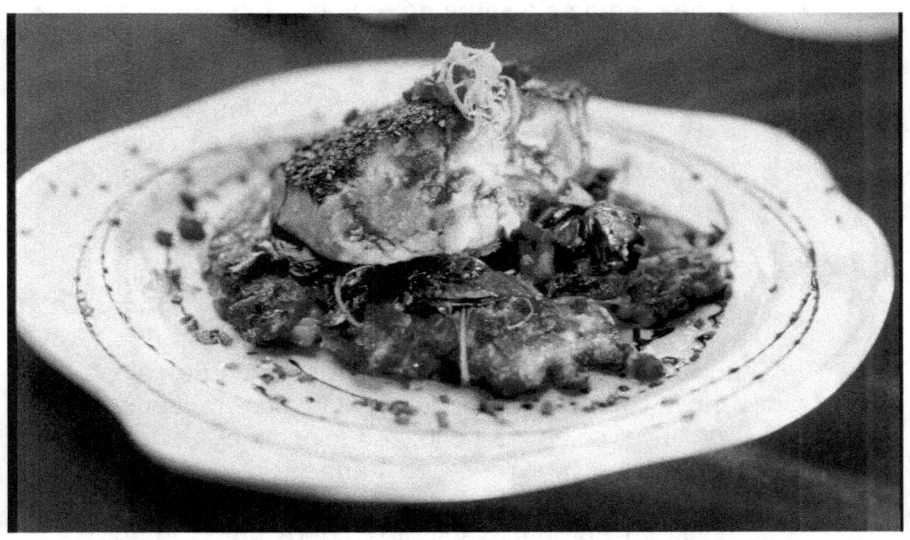

PENSAMIENTO SEXY MIENTRAS COME

Una buena comida finaliza con una buena charla.
-Geoffrey Neighor

Cena Sexy – Día Veintiuno

1 ½ libras de pechuga de pollo son hueso ni piel, cortada en tiras
1 cebolla blanca, en rodajas
8 Oz de espagueti de trigo sin cocer (1/2 caja)
2 Oz de queso Parmesano rallado libre de grasa
¼ cucharadita de pimienta de Jamaica
½ cucharadita de albahaca
2 cucharaditas de polvo de ajo
½ jarra de caldo de pollo libre de grasa
1 taza de brócoli, cocido
1 cucharada de harina
6 Oz de crema ácida libre de grasa.

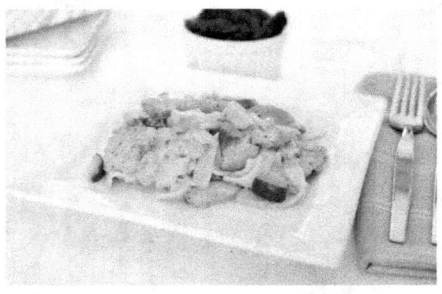

Sofría las cebollas y el pollo en una sartén. Cocine el pollo completamente, pruebe cortando una parte grande. Espolvoree generosamente con polvo de ajo, albahaca, brócoli y pimienta de Jamaica, revuelva. Revuelva el caldo de pollo, reduciendo el fuego a fuego lento. Espolvoree con harina y revuelva en agua para alcanzar el espesor deseado. Hierva a fuego lento durante 5 minutos sobre fuego lento, revolviendo con 2 Oz de queso Parmesano. Agregue crema ácida y remueva del fuego. Cocine el espagueti de acuerdo con las instrucciones del paquete. Cubra el espagueti con pollo Alfredo y luego espolvoree el queso Parmesano restante.

PENSAMIENTO SEXY MIENTRAS COME
Todo lo que ve se lo debo al espagueti.
-Sophia Loren

Tentempiés

DIA	TENTEMPIÉ DE MAÑANA	TENTEMPIÉ DE TARDE
1	Pretzel (galleta salada en forma de lazo) de harina integral	Yogurt
2	Mantequilla libre de grasa	Brócoli con salsa Ranch libre de grasa
3	Barra de granola	Banana
4	½ tasa de almendras	Manzana
5	Puré de manzana sin azúcar	Zanahorias
6	½ taza de fruta seca	Tostada de harina integral con queso cottage (requesón)
7	Ensalada de alubias	Uvas
8	Pudín sin azúcar	Nueces mixtas
9	Barra de cereal	Melón
10	Arándanos	Vegetales remojadas en humus (pasta de garbanzo)
11	1 taza de sopa libre de grasa	Ensalada de fruta
12	Tostada de trigo con queso crema libre de grasa	Gelatina sin azúcar
13	Durazno con queso cottage (requesón)	Barras de higo
14	Pretzel libre de grasa	Batido de fruta
15	Galletas de harina integral con queso libre de grasa	Yogurt congelado sin grasa
16	Tortilla libre de grasa	Nueces y pasas

	con salsa	de uva
17	Yogurt	Encurtidos kosher envueltos en rodajas de pavo libre de grasa
18	Queso en hebras libre de grasa	Manzana
19	Barra de granola	Palomitas de maíz libre de grasa
20	Durazno	Chips de vegetales
21	Vegetales con salsa Ranch libre de grasa	Puré de manzana sin azúcar

Los tentempiés son importantes para perder peso. Nosotros como seres humanos no estamos destinados a comer tres veces al día pero sí 4-5 veces al día. Eligiendo alimentos sanos para pacer, aumentamos nuestro metabolismo, quemamos más calorías y mantenemos un nivel de azúcar balanceado en todo el cuerpo. En realidad, las pequeñas comidas varias veces al día nos pueden ayudar a manejar el hambre y reducir los atracones. Comer un tentempié sano de galletas de bajo contenido graso o fruta puede hacerlo detener de tomar una segunda o tercera porción hasta su próxima comida, cortando dramáticamente las calorías que consume.

HÁBITOS

Ahora Ud. debe estar preguntándose por qué le he ofrecido 21 comidas para el desayuno, el almuerzo, la cena y los tentempiés. ¿Por qué no ofrecerle número pares de recetas tales como 20 o 30? Bien, ¡existe una razón para mi locura! Vea, la mayoría de nuestros problemas dietarios giran alrededor de la manera en que comemos. En otras palabras, la manera en que comemos y lo que comemos se torna en un hábito, una parte de nuestras vidas diarias. Nos acostumbramos a ciertas clases de alimentos y a ciertas maneras de comerlos que antes ni siquiera sabíamos, ¡nuestros hábitos nos hacen aumentar de peso!

Por lo tanto los días 21 que le he ofrecido con receptas sexy saludables representan los 21 días que lleva romper un hábito. Es un hecho bien sabido, y la investigación ha demostrado que les lleva a los seres humanos 21 días romper un hábito. Entonces para romper cualquier hábito, en este caso nuestra manera de comer, nosotros tenemos que crear un nuevo hábito y repetirlo por lo menos durante 21 días antes que se torne una forma de vida permanente. Si Ud. sigue esta dieta afrodisíaca durante 21 días no solamente se verá y sentirá mejor pero hay una gran oportunidad que se deshaga de sus viejos hábitos y cree una nueva forma de vida más saludable para Ud. y su familia.

Sugerencias para el Cambio de Hábito:

* Escriba sus objetivos.

* Enumere sus razones para cambiar o eliminar su hábito.

* Encuentra rutinas sustitutas. Por ejemplo, si Ud. está cambiando los hábitos de comida y ha identificado un momento particularmente difícil del día cuando los hábitos de comida son escasos, cree una actividad, una nueva rutina para ese momento.

* Háblese y elógiese. Recuerde que se está acercando a su objetivo. Háblese durante el día sobre cómo va a evitar disparadores que lo pueden sacar del camino y realice sustitutos saludables.

* Reclute ayudantes para respaldarlo. Explíqueles por qué está haciendo este cambio. Solicite ayuda. El respaldo de los ayudantes puede ser necesario para estimularlo,

Hábito Roto

Día	Verifique si está completo
1	
2	
3	
4	
5	
6	
7	
8	
9	
10	
11	
12	
13	
14	
15	
16	
17	
18	
19	
20	
21	

Su Cuadro Personalizado de Objetivos

¿Cuál es su peso actual?	_____ lb.
¿Cuál es su objetivo de peso ?	_____ lb.
¿Por qué desea bajar de peso?	
Enumere maneras para cambiar la rutina	
Enumere 5 elogios para Ud. mismo	1. 2. 3. 4. 5.
Enumere nombres de amigos / parientes que puede reclutar para respaldarlo	1. 2. 3. 4. 5.

Mi Diario Sexy

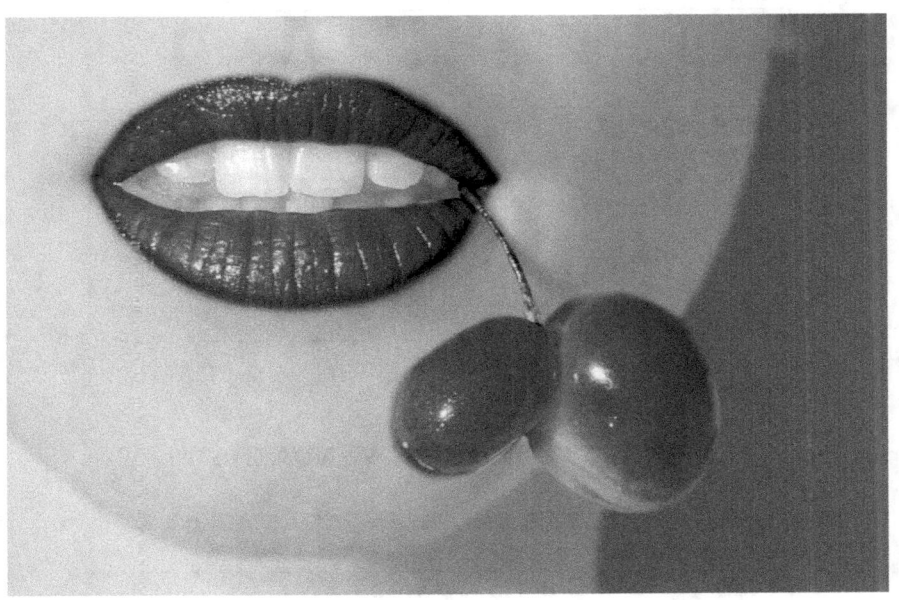

Semana 1

Lunes

CALORIAS DIARIAS RECOMENDADAS: 1200-1400

GRASAS DIARIAS RECOMENDADAS: 65 g

Plan Alimenticio	Calorías	Grasa	Su Temperamento
Desayuno Tentempié			
Almuerzo Tentempié			
Cena Tentempié			
Total			

Martes

CALORIAS DIARIAS RECOMENDADAS: 1200-1400

GRASAS DIARIAS RECOMENDADAS: 65 g

Plan Alimenticio	Calorías	Grasa	Su Temperamento
Desayuno Tentempié			
Almuerzo Tentempié			
Cena Tentempié			
Total			

Miércoles

CALORIAS DIARIAS RECOMENDADAS: 1200-1400
GRASAS DIARIAS RECOMENDADAS: 65 g

Plan Alimenticio	Calorías	Grasa	Su Temperamento
Desayuno Tentempié			
Almuerzo Tentempié			
Cena Tentempié			
Total			

Jueves

CALORIAS DIARIAS RECOMENDADAS: 1200-1400
GRASAS DIARIAS RECOMENDADAS: 65 g

Plan Alimenticio	Calorías	Grasa	Su Temperamento
Desayuno Tentempié			
Almuerzo Tentempié			
Cena Tentempié			
Total			

Viernes

CALORIAS DIARIAS RECOMENDADAS: 1200-1400
GRASAS DIARIAS RECOMENDADAS: 65 g

Plan Alimenticio	Calorías	Grasa	Su Temperamento
Desayuno Tentempié			
Almuerzo Tentempié			
Cena Tentempié			
Total			

Sábado

CALORIAS DIARIAS RECOMENDADAS: 1200-1400
GRASAS DIARIAS RECOMENDADAS: 65 g

Plan Alimenticio	Calorías	Grasa	Su Temperamento
Desayuno Tentempié			
Almuerzo Tentempié			
Cena Tentempié			
Total			

Domingo

CALORIAS DIARIAS RECOMENDADAS: 1200-1400
GRASAS DIARIAS RECOMENDADAS: 65 g

Plan Alimenticio	Calorías	Grasa	Su Temperamento
Desayuno Tentempié			
Almuerzo Tentempié			
Cena Tentempié			
Total			

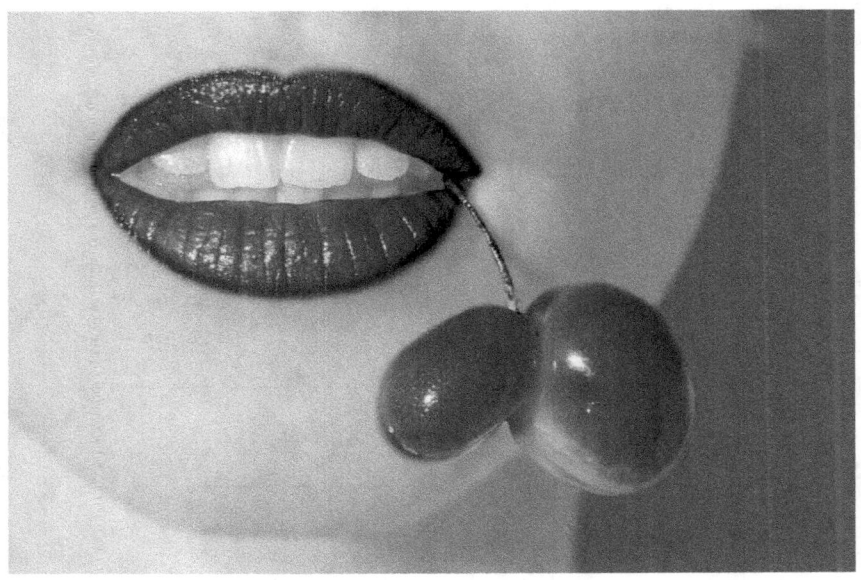

Semana 2

<u>Lunes</u>

CALORIAS DIARIAS RECOMENDADAS: 1200-1400
GRASAS DIARIAS RECOMENDADAS: 65 g

Plan Alimenticio	Calorías	Grasa	Su Temperamento
Desayuno Tentempié			
Almuerzo Tentempié			
Cena Tentempié			
Total			

<u>Martes</u>

CALORIAS DIARIAS RECOMENDADAS: 1200-1400
GRASAS DIARIAS RECOMENDADAS: 65 g

Plan Alimenticio	Calorías	Grasa	Su Temperamento
Desayuno Tentempié			
Almuerzo Tentempié			
Cena Tentempié			
Total			

Miércoles

CALORIAS DIARIAS RECOMENDADAS: 1200-1400
GRASAS DIARIAS RECOMENDADAS: 65 g

Plan Alimenticio	Calorías	Grasa	Su Temperamento
Desayuno Tentempié			
Almuerzo Tentempié			
Cena Tentempié			
Total			

Jueves

CALORIAS DIARIAS RECOMENDADAS: 1200-1400
GRASAS DIARIAS RECOMENDADAS: 65 g

Plan Alimenticio	Calorías	Grasa	Su Temperamento
Desayuno Tentempié			
Almuerzo Tentempié			
Cena Tentempié			
Total			

Viernes

CALORIAS DIARIAS RECOMENDADAS: 1200-1400
GRASAS DIARIAS RECOMENDADAS: 65 g

Plan Alimenticio	Calorías	Grasa	Su Temperamento
Desayuno Tentempié			
Almuerzo Tentempié			
Cena Tentempié			
Total			

Sábado

CALORIAS DIARIAS RECOMENDADAS: 1200-1400
GRASAS DIARIAS RECOMENDADAS: 65 g

Plan Alimenticio	Calorías	Grasa	Su Temperamento
Desayuno Tentempié			
Almuerzo Tentempié			
Cena Tentempié			
Total			

Domingo

CALORIAS DIARIAS RECOMENDADAS: 1200-1400
GRASAS DIARIAS RECOMENDADAS: 65 g

Plan Alimenticio	Calorías	Grasa	Su Temperamento
Desayuno Tentempié			
Almuerzo Tentempié			
Cena Tentempié			
Total			

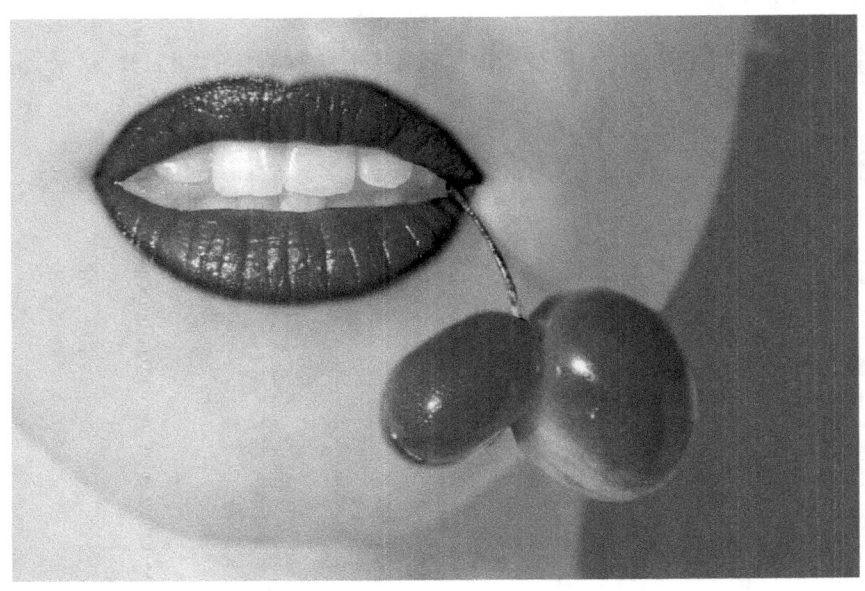

Semana 3

<u>Lunes</u>

CALORIAS DIARIAS RECOMENDADAS: 1200-1400
GRASAS DIARIAS RECOMENDADAS: 65 g

Plan Alimenticio	Calorías	Grasa	Su Temperamento
Desayuno Tentempié			
Almuerzo Tentempié			
Cena Tentempié			
Total			

<u>Martes</u>

CALORIAS DIARIAS RECOMENDADAS: 1200-1400
GRASAS DIARIAS RECOMENDADAS: 65 g

Plan Alimenticio	Calorías	Grasa	Su Temperamento
Desayuno Tentempié			
Almuerzo Tentempié			
Cena Tentempié			
Total			

Miércoles

CALORIAS DIARIAS RECOMENDADAS: 1200-1400
GRASAS DIARIAS RECOMENDADAS: 65 g

Plan Alimenticio	Calorías	Grasa	Su Temperamento
Desayuno Tentempié			
Almuerzo Tentempié			
Cena Tentempié			
Total			

Jueves

CALORIAS DIARIAS RECOMENDADAS: 1200-1400
GRASAS DIARIAS RECOMENDADAS: 65 g

Plan Alimenticio	Calorías	Grasa	Su Temperamento
Desayuno Tentempié			
Almuerzo Tentempié			
Cena Tentempié			
Total			

Viernes

CALORIAS DIARIAS RECOMENDADAS: 1200-1400
GRASAS DIARIAS RECOMENDADAS: 65 g

Plan Alimenticio	Calorías	Grasa	Su Temperamento
Desayuno Tentempié			
Almuerzo Tentempié			
Cena Tentempié			
Total			

Sábado

CALORIAS DIARIAS RECOMENDADAS: 1200-1400
GRASAS DIARIAS RECOMENDADAS: 65 g

Plan Alimenticio	Calorías	Grasa	Su Temperamento
Desayuno Tentempié			
Almuerzo Tentempié			
Cena Tentempié			
Total			

Domingo

CALORIAS DIARIAS RECOMENDADAS: 1200-1400
GRASAS DIARIAS RECOMENDADAS: 65 g

Plan Alimenticio	Calorías	Grasa	Su Temperamento
Desayuno Tentempié			
Almuerzo Tentempié			
Cena Tentempié			
Total			

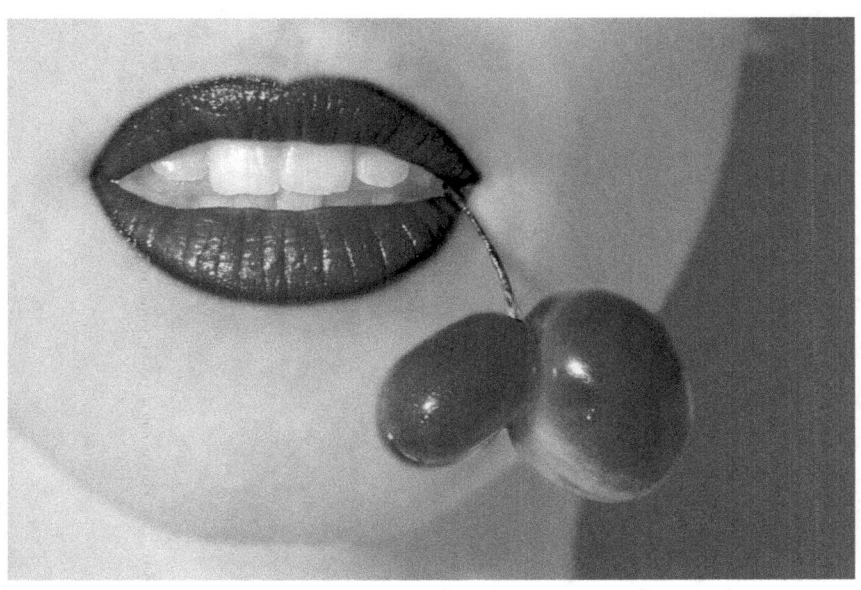